Martin

Säuren, Basen und Entgiftung in der naturheilkundlichen Praxis

Michael Martin

Säuren, Basen und Entgiftung in der naturheilkundlichen Praxis

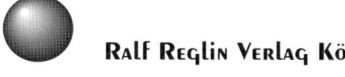 RALF REGLIN VERLAG KÖLN

Bibliografische Information der Deutschen Bibliothek

Die Deutsche Bibliothek verzeichnet diese Publikation in der Deutschen Nationalbibliografie; detaillierte bibliografische Daten sind im Internet über http://dnb.ddb.de abrufbar.

Wichtiger Hinweis: Alle in diesem Buch enthaltenen Angaben, Daten, Ergebnisse usw. wurden von der Autorin nach bestem Wissen erstellt und von ihr und dem Verlag mit größter Sorgfalt überprüft. Gleichwohl sind Fehler nicht vollständig auszuschließen. Daher erfolgen die Angaben usw. ohne jegliche Verpflichtung oder Garantie des Verlages oder der Autoren. Beide üben deshalb keinerlei Verantwortung oder Haftung für etwaige inhaltliche Unrichtigkeiten aus. Jeder Benutzer ist angehalten, durch sorgfältige Prüfung der Beipackzettel der verwendeten Präparate und gegebenenfalls nach Konsultation eines Spezialisten festzustellen, ob die dort gegebene Empfehlung für Dosierungen oder die Beachtung von Kontraindikationen gegenüber der Angabe in diesem Buch abweicht. Eine solche Prüfung ist besonders wichtig bei selten verwendeten Präparaten oder solchen, die neu auf den Markt gebracht worden sind. Jede Dosierung oder Applikation erfolgt auf eigene Gefahr des Benutzers

© Ralf Reglin Verlag • Köln 2005

Alle Rechte vorbehalten
Lektorat: Felicitas Reglin
Grafik, Satz, Layout: R. Reglin
Umschlag-Grafik: Frank Geisler
Druck: Druckerei Krieser & Reglin, Köln
Printed in Germany

Inhalt

Vorwort

Im Jahre 2003 schrieb ich die ersten Zeilen dieses Buches mit dem Ziel, die aktuellen Daten zum Thema Säure-Basenhaushalt zusammen zu fassen. Wurden doch in den letzten Jahren erfreulicherweise zunehmend Studienergebnisse zum Thema veröffentlicht und die Bedeutung einer übermäßigen Säure-Belastung als Ursache vielseitiger gesundheitlicher Störungen wie zum Beispiel der Osteoporose anerkannt. Bemerkenswerterweise finden sich auch zunehmend warnende Hinweise in der Literatur, die darauf aufmerksam machen, dass Säure-Basen-Haushaltsstörungen häufig sind, aber oft übersehen werden, weil ihre Erfassung in Deutschland nicht routinemäßig erfolgt. Darüber hinaus wurde Dank der Arbeiten von Oettmeier und Reuter die Procain-Basen-Infusionen in der Schmerztherapie etabliert. Mittlerweile gehören Baseninfusionen, meist in Verbindung mit Mineralstoffen, Spurenelementen und Vitaminen, zum Standardrepertoire vieler Praxen in Deutschland. Gibt man heute das Stichwort „Baseninfusionen" oder „Procain-Baseninfusionen" in die Suchmaschinen ein, erscheinen bereits über 60 Einträge. Im Jahre 2002 waren es gerade 10.

Nun werden Säuren und Basen in den üblichen Veröffentlichungen allerdings ausschließlich in Zusammenhang mit dem erwähnten Säure-Basen-Haushalt dargestellt. Setzt man sich aber mit der lokalen Bedeutung der Zustände sauer und basisch auseinander, gibt es noch einiges mehr an Bedeutsamen für die tägliche Praxis zu berichten. Kurzum ist die Idee entstanden, auch die lokale Bedeutung von Säuren und Basen darzustellen. So findet der Leser in diesem Werk z.B. auch eine Erklärung dafür, dass sowohl ein Mangel an Säure (genauer gesagt einen Mangel an Magensäure) als auch ein Mangel an Basen (im duodenalen Bereich) ein stark erhöhtes Risiko für Nahrungsmittelallergien nach sich zieht. Für den Praxisalltag nicht uninteressant erscheint auch die Tatsache, dass Magensäure für unerklärliche Atemwegsprobleme wie Asthma, Husten oder Nasennebenhöhlenaffektionen verantwortlich sein kann. Anderseits zeigt die Auseinandersetzung mit dem Scheiden-pH-Wert, dass ein lokaler Mangel an Säuren das Risiko für Frühgeburten drastisch erhöht. Ebenso hoch interessant: eine künstlich erzeugte lokale Azidose vermag Schnupfenviren zu inaktivieren.

Spricht man über die Bedeutung von sauren und basischen Zuständen im menschlichen Organismus, dann kommt man um das Thema Entgiftung nicht herum. Nicht nur, dass die Aktivität der Entgiftungsenzyme der Phase I und Phase II pH-Wert abhängig ist, darüber hinaus führt ein beständig saurer Urin-pH-Wert zu einer Rückresorption bereits metabolisierter Toxine im Tubulus der Niere und trägt damit - ähnlich dem enterohepatischen Kreislauf - zu einer erneuten Toxinbelastung bei.

Fazit: aus dem ursprünglichen Anliegen, die aktuellen Erkenntnisse des Säure-Basen-Stoffwechsels zusammenzufassen, wurde ein ziemlich ungewöhnliches Werk.

Auch wenn stets darauf geachtet wurde, dass inhaltlich ein starker Bezug zur täglichen Praxis gewahrt wird, findet der Leser in diesem Buch auch Grundlegendes zu Säuren und Basen sowie eine prägnante Darstellung zur Physiologie und Pathophysiologie des menschlichen Säure-Basen-Haushaltes. Diejenigen, die ausschließlich an praktischen Zusammenhängen interessiert ist, mögen einfach im Kapitel 5 einsteigen.

Michael Martin

Taunusstein im September 2005

Einleitung

Galilei (1564 – 1642) hat den Anstoß gegeben, Virchow und Newton haben es zementiert, das linear-kausale Denken, das uns zwar mit unendlich vielen Erkenntnissen und Fähigkeiten beglückt hat, doch anderseits ebenso viele Chancen und Möglichkeiten vorenthielt.

Nun ist eine lineare Kausalität für die Arbeit an nichtbelebter Materie eine Notwendigkeit, für die Arbeit mit lebenden Systemen aber nur eingeschränkt nutzbar. Mehr noch, hier steht sie uns in vielen Bereichen im Wege und verschleiert den Blick für das Wesentliche.

Dem Ordinarius für Histologie und Embryologie, Alfred Pischinger, haben wir es zu verdanken, dass das System der Grundregulation beschrieben wurde, welches elementare Irrtümer bzw. Versäumnisse der beiden erst genannten Wissenschaftler offenbarte. Während Virchow Krankheit ausschließlich als eine Störung einzelner Zellen definierte, die – abgegrenzt und für sich alleine existierend – zur Funktion des Ganzen beitragen würde, konnte die „Wiener Schule" aufzeigen, dass eben jene abgegrenzten Zellen nichts ohne das sie umgebende Milieu auszurichten vermögen:
„Der Zellbegriff ist genau genommen nur eine morphologische Abstraktion. Biologisch gesehen kann er nicht ohne das Lebensmilieu der Zelle genommen werden."

Die Linearität im prägenden medizinischen Denken, das alleinige Festhalten an der „Störungssuche im Bereich zellulärer Funktionseinheiten", hat zu Trugschlüssen und Versäumnissen unübersehbaren Ausmaßes in der Medizin geführt. „Ärztliche Erfahrung wird insoweit gar nicht mehr gebildet, weil sich das Handeln am Modell orientiert und nicht an der Wirklichkeit" (Fülgraf 1985). Mit wenigen Worten lässt sich somit die häufig gestellte Frage beantworten, warum denn die Hochschulmedizin nicht all die schönen Methoden – wie z.B. der Säure-Basenregulation - der Naturheilkundler übernimmt, wenn sie „angeblich" so gut funktionieren: Sie übernimmt sie nicht, weil ihr a) die Instrumente fehlen, um sie zu erfassen und b) es ihr nicht möglich ist, praktischen Erfahrungen den Stellenwert einzuräumen, der ihnen zukommt. Betroffen macht allerdings die gern ins Feld geführte Begründung, dass unsere Methoden nicht relevant seien, weil in der „seriösen" Literatur darüber nichts zu finden wäre. Genau an dieser Stelle beißt sich die Katze in den Schwanz, denn seriös ist nur, was kontrollierte klinische Versuche zum Ausdruck gebracht haben und anschließend in bestimmten Fachblättern publiziert wurde und nicht das, was der (seriöse) Therapeut tagtäglich beobachtet und im Rahmen seiner Möglichkeiten dokumentiert. Und so dauert es durchaus mehrere Jahrzehnte, bis die Beweislast der Empiriker so erdrückend geworden ist, dass „man" sich in der etablierten Medizin damit beschäftigt. Wieviel Leid für unsere Patienten aus dieser Fehlhaltung durch Versäumnis entsteht, was letztlich ja in eine enorme wirtschaftliche Belastung der Solidargemeinschaft führt, ist wohl kaum zu überblicken.

> *Das System der Grundregulation nach Pischinger definiert sich als Funktionseinheit der Gefäßendstrombahn, der Bindegewebszellen und der vegetativ-nervalen Endformation. Das gemeinsame Wirk- und Informationsfeld dieser Trias ist die extrazelluläre Flüssigkeit. Es reguliert unentwegt das „Zelle-Milieu-System" und ist prinzipiell in sämtliche Abwehr- und Entzündungsvorgänge involviert. Damit ist es zuständig für alle Lebensgrundfunktionen.*
>
> Draczynski

Der Säure-Basenhaushalt spielt in der Hochschulmedizin eine andere Rolle als in der Naturheilkunde. Für die streng schulmedizinische Fraktion ist die Diagnostik und die Therapie der Säure-Basenverhältnisse der Klinikmedizin und hier üblicherweise der Intensivmedizin vorbehalten, mithin an schwerwiegende und lebensbedrohliche Erkrankungen gekoppelt. Der Begriff chronisch-latente Azidose oder Gewebsazidose existiert hier praktisch nicht und dementsprechend finden sich keinerlei „zitierfähigen" Veröffentlichungen in der schulmedizinischen Literatur. Die in der Klinikmedizin genutzte Methode der Blut-pH-Messung ist zur Beurteilung der Gewebsazidose ungeeignet, da letztlich die Messsonde des Arztes keinen Einblick in die intrazelluläre Situation zulässt. Die praktischen Erfahrungen bei vielen unterschiedlichen Krankheitsbildern bestätigen die Bedeutung der intrazellulären Übersäuerung und so stehen den naturheilkundlich orientierten Therapeuten bewährte diagnostische und therapeutische Optionen zur Verfügung.

Der Säure-Basenhaushalt: eine Standortbestimmung

Die nachfolgenden Kapitel sollen dazu dienen, dem Praktiker einen Überblick zum Thema Säure-Basenhaushalt zu geben, um Hilfestellung in der täglichen Arbeit zu bieten, wobei die Betonung auf „tägliche Arbeit" liegt: in der Tat ist es so, dass der Beachtung des Säure-Basengleichgewichts aufgrund der hiesigen Lebensumstände grundlegende Bedeutung zukommt. Dies um so mehr, wenn die Patienten unter bestimmten Grunderkrankungen wie z.B. Diabetes mellitus, Tumorerkrankungen oder funktionellen Nierenstörungen leiden. Eine besondere Rolle hinsichtlich des Säure-Basenhaushaltes spielt der ältere Patient, da die Säureelimination im Rahmen der biologischen Alterungsprozesse eine besonders starke Einschränkung erfährt. An dieser Stelle lässt sich auch eine Brücke zu der derzeit aktuellen Anti-Aging-Medizin schlagen, nimmt doch die metabolische Azidose nicht nur einen empfindlichen Einfluss auf hormonelle Regulationen, sondern auch auf viele Prozesse, die sich unter dem Begriff „vorzeitiges Altern" subsummieren lassen.

Aufgrund der eingeschränkten diagnostischen Möglichkeiten zur Beurteilung des Säure-Basenhaushaltes im Routinelabor, geht man in Deutschland offensichtlich davon aus, dass Azidosen ausschließlich im Rahmen akuter bzw. schwerwiegender Stoffwechselentgleisungen zu erwarten sind:

„Säure-Basen-Haushaltsstörungen sind häufig, werden aber oft übersehen, weil ihre Erfassung in Deutschland nicht routinemäßig erfolgt. In anderen Ländern umfasst der Bergriff „Elektrolyte" die Bestimmung von Kationen und Anionen, nämlich Na^+, K^+, Cl^- und HCO_3^- (=Bikarbonat). Da HCO_3^- nicht direkt gemessen werden kann, wird im Labor der Gesamtgehalt von CO_2 festgestellt, der zu 95% aus Bikarbonat besteht. Dieser geschätzte HCO_3^- - Wert ist für klinische Zwecke vollkommen ausreichend. Der HCO_3^--Spiegel ist bei allen Störungen des Säure-Basenhaushalts verändert, und so werden in der routinemäßigen Blutanalyse sämtliche Säure-Basenhaushaltsstörungen erfasst. In Deutschland ist man leider von dieser einfachen und routinemäßigen Methode der HCO_3^--Bestimmung abgekommen, so dass Störungen des Säure-Basenhaushalts nur durch die Bestimmung von arteriellen Blutgasen zu erfassen sind. ...Um die Sache noch mehr zu verkomplizieren, gehört in Deutschland auch das Chlorid nicht zur routinemäßigen Elektrolytbestimmung. Dabei ist eine isolierte Bestimmung der Cl^- - Konzentration ohne die gleichzeitige Analyse von Na^+, K^+- und HCO_3^- vollkommen wertlos.... Es ist deshalb kein Wunder, dass in Deutschland Störungen des Säure-Basenhaushaltes viel seltener vorkommen als in anderen Ländern, denn nur die klinisch auffälligsten werden erkannt."

Luft FC: Störungen des Säure-Basenhaushalts. in Kuhlmann, Walb, Luft: Nephrologie, Pathophysiologie, Klinik, Praxis; 3. Auflage, Thieme Verlag, Stuttgart 1998

Störungen des Säure-Basengleichgewichtes werden üblicherweise ausschließlich in Zusammenhang mit respiratorischen oder metabolischen Störungen gesehen (eine routinemäßige Beurteilung der Situation bei prädisponierten Patienten existiert allerdings nicht), und dem Einfluss der Ernährung wird aufgrund der weitreichenden Regulationsfähigkeiten des Organismus keine Aufmerksamkeit geschenkt. Hält man sich aber vor Augen, dass alle Stoffwechselreaktionen im Organismus über enzymatische Reaktionen ablaufen, dann wird vieles leichter verständlich – vorausgesetzt man ist sich darüber bewusst, dass alle enzymatischen Reaktionen wiederum pH-Wert abhängig sind. Folglich ist ein wesentliches Problem der Azidose – auch in milder Form – darin zu sehen, dass irgendwo im Körper Enzymreaktionen nur noch verlangsamt ablaufen können, was zu einer Vielzahl unterschiedlichster Störungen führt.

Die Bedeutung des Säure-Basenstoffwechsels des Menschen wird in unserer Medizinallandschaft also nach wie vor unterschiedlich beurteilt. In der Schulmedizin wird der Thematik erst dann Aufmerksamkeit geschenkt, wenn im Rahmen schwerwiegender Stoffwechselentgleisungen akuter Handlungsbedarf besteht. In der Naturheilkunde befasst man sich auch dann mit dem Thema Säuren und Basen, wenn die Patienten „nur" an Befindlichkeitsstörungen leiden, die vordergründig eigentlich gar nichts mit einer Stoffwechselentgleisung zu tun haben können.

Bereits um die Jahrhundertwende wurden die Krankheitssymptome bei Menschen, die sich vorwiegend von niedrig ausgemahlenem Getreide und Zucker ernährten und nur sehr wenig Obst und Gemüse verzehrten, einer Übersäuerung des Körpers zugeschrieben. Etliche Jahrzehnte später erklärte man diese Krankheitserscheinungen nicht als Folge einer Azidose, sondern vermutete einen Mangel an essenziellen Mikronährstoffen. Darüber hinaus zeigten Untersuchungen, dass die potenzielle renale Säurelast, die durch eine maximal ungünstige Ernährung möglich ist (ca. 150 mmol/Tag Säureüberschuss), die Säureausscheidungsfähigkeit der Niere auch nicht annähernd an ihre Grenze bringt (die maximale Säureausscheidungsfähigkeit liegt bei ca. 300 − 400 mmol/Tag). So wurde und wird auch noch heute argumentiert, dass einer basenüberschüssigen Kost - neben den allgemein bekannten ernährungsphysiologischen Vorteilen - keinerlei zusätzliche gesundheitliche Vorzüge durch die Schonung der renalen Säureausscheidungskapazität zukommt. Aber: wenn auch die Zusammenhänge zwischen ausreichender Nierenkapazität und maximal möglicher Säurelast durch einseitige Ernährung richtig sind, so besagt das noch nichts über den Einfluss auf die sog. Pufferreserven unseres Organismus. Die direkte Eliminierung der Säurelast via Niere, Lunge und Haut ist das eine, die Depotbildung saurer Valenzen und der Verbrauch von Pufferreserven ist das andere.

Metabolische Azidosen kommen häufiger vor als gemeinhin angenommen wird. Sie sind durch eine messbare Veränderung verschiedener Parameter im Blut charakterisiert und somit von Zuständen zu unterscheiden, die lediglich zu einem dauerhaft erhöhten Verbrauch körpereigener Pufferreserven führen und von einer zeitlich verzögerten Säureausscheidung begleitet sein können. Dieser Zustand ist nicht im Blut nachweisbar. Der Zeitraum, der zwischen Entstehung saurer Valenzen und deren endgültiger Ausscheidung vergeht, kann aufgrund der verlängerten Verweilzeit („Zwischenlagerung") z.b. im Mesenchym, zunehmend zu einer Beeinträchtigung diverser Regulationsvorgänge führen und von diversen unspezifischen Symptomen begleitet sein.

Inzwischen haben verschiedene Veröffentlichungen sowie seriöse Anwendungsbeobachtungen zeigen können, dass die Naturheilkundler Recht haben, wenn sie dem Säure-Basenhaushalt so viel Aufmerksamkeit schenken. Und so verwundert es nicht, dass inzwischen immer mehr Veröffentlichungen und Berichte auch in den kassenärztlichen Fachblättern zum Thema auftauchen. Äußerst erfreulich ist die Tatsache, dass in zunehmendem Maße Daten und Studien vorliegen, die die Zusammenhänge zwischen einer latenten Störung des Säure-Basengleichgewichts und vielen zivilisationstypischen Störungen und Krankheiten auf festen Boden stellen. Somit scheint die Zeit der Vermutungen und der subjektiven Beobachtungen überwunden und das Thema bekommt nun endlich die Aufmerksamkeit, die es verdient. Wie so oft: an der Hartnäckigkeit der seriösen naturheilkundlichen Empirie kommt dann letztlich doch niemand vorbei. Schade nur, dass es im Allgemeinen so lange dauert.

Es stellt sich nun die Frage, ob oder ab wann Einfluss auf die Säure-Basenregulation genommen werden sollte. Welchen Sinn hat eine Basentherapie in einem Stadium, welches noch keine Entgleisungen z.B. in der Blutgasanalyse erkennen lässt? Mehr als nur nachdenklich sollte hier eine plazebokontrollierte Studie machen, die den Einfluss eines Basenpräparates auf subjektive Befindlichkeitsparameter bei Patienten unter standardisierten Ernäh-

16

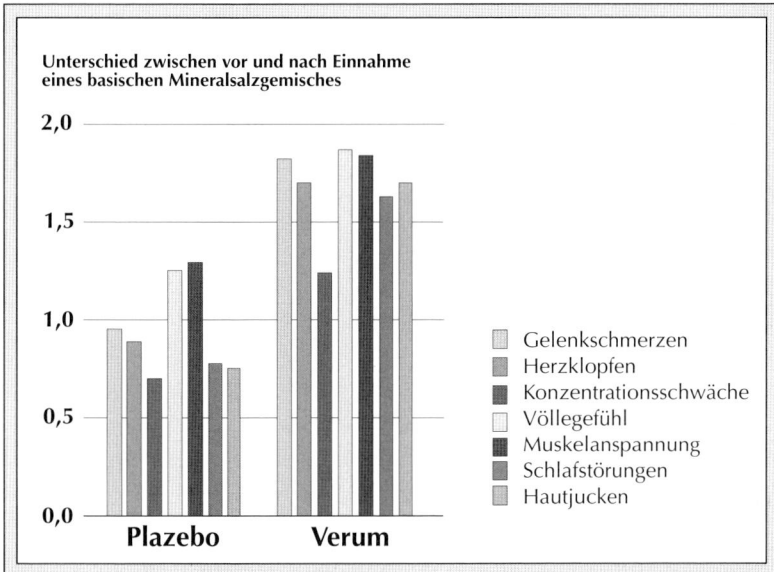

Unterschied zwischen vor und nach Einnahme
eines basischen Mineralsalzgemisches

Legende:
- Gelenkschmerzen
- Herzklopfen
- Konzentrationsschwäche
- Völlegefühl
- Muskelanspannung
- Schlafstörungen
- Hautjucken

Plazebo   Verum

Abb. 1: In einer plazebokontrollierten Untersuchung wurde der Einfluss eines basischen Mineralstoffgemisches auf subjektive Empfindlichkeitsparameter bei Patienten unter standardisierten Ernährungsbedingungen auf einer subjektiven Messskala von 0 (= beschwerdefrei) bis 3 (= starke Beschwerden) untersucht (Witasek et al., 1996)

rungsbedingungen untersucht hat. Die Beschwerden wurden mit Hilfe einer Bewertungsskala von 0 (= beschwerdefrei) bis 3 (= starke Beschwerden) eingeteilt. Beeindruckenderweise konnte bei fast allen Symptomgruppen im Vergleich zur Plazebogruppe eine deutliche Besserung der Beschwerden dokumentiert werden (Abb. 1).

Besondere Beachtung hinsichtlich einer eingeschränkten Säure-Basenregulation muss in der täglichen Praxis unseren älteren Patienten geschenkt werden. Bekanntermaßen unterliegen zwar alle Organfunktionen mit zunehmendem Alter einem mehr oder weniger starken Leistungsverlust, die Regulation des Säure-Basenhaushaltes ist hiervon jedoch besonders stark betroffen (Abb. 2). An dieser Stelle wird dann schnell deutlich, dass es mehr als kurzsichtig ist, wenn die Zusammenhänge zwischen Zivilisationskost und vermehrter Säureproduktion als irrelevant abgetan werden. Die

17

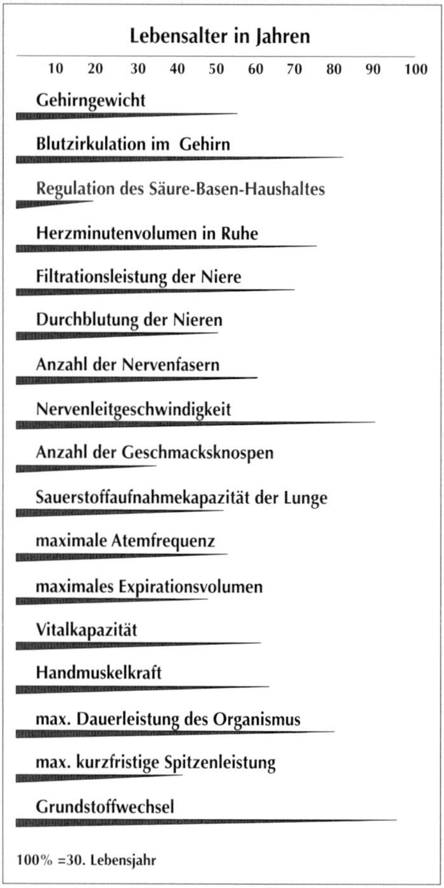

Lebensalter in Jahren

| 10 | 20 | 30 | 40 | 50 | 60 | 70 | 80 | 90 | 100 |

Gehirngewicht

Blutzirkulation im Gehirn

Regulation des Säure-Basen-Haushaltes

Herzminutenvolumen in Ruhe

Filtrationsleistung der Niere

Durchblutung der Nieren

Anzahl der Nervenfasern

Nervenleitgeschwindigkeit

Anzahl der Geschmacksknospen

Sauerstoffaufnahmekapazität der Lunge

maximale Atemfrequenz

maximales Expirationsvolumen

Vitalkapazität

Handmuskelkraft

max. Dauerleistung des Organismus

max. kurzfristige Spitzenleistung

Grundstoffwechsel

100% =30. Lebensjahr

Abb. 2: Leistungsfähigkeit im 75. Lebensjahr

bereits in jüngsten Lebensjahren belastende und die Basenreserven erschöpfende Ernährung wird zwar vordergründig durch die hohe renale Leistungsfähigkeit kompensiert, dennoch wird das innere Milieu ständig gestresst. Die Erfahrungen aus dem Bereich der Mikronähr-

Bereits bei einer 50%igen Einschränkung der Nierenfunktion, wie sie bei älteren Menschen häufig gefunden wird, kann das noch funktionsfähige Restgewebe die sauren Valenzen nicht mehr vollständig ausscheiden. Es kommt zur schleichenden Entwicklung einer metabolischen Azidose.

stoffdiagnostik zeigen deutlich auf, dass bei einem hohen Anteil unserer Patienten allenfalls von einer nur suboptimalen Versorgung hinsichtlich wichtiger, in die Säure-Basenregulation involvierter Elemente wie Kalium, Kalzium, Magnesium und Zink auszugehen ist. Fazit: die im Rahmen des biologischen Alterungsprozesses eingeschränkte Säure-Basenregulation wird bei den Betroffenen noch sehr viel deutlicher in den Vordergrund rücken.

Hält man sich diesbezüglich die nachfolgend aufgeführten Veränderungen und Störungen vor Augen, die eine Azidose im menschlichen Organismus nach sich ziehen, wird deutlich, dass dem Säure-Basenhaushalt eine bedeutende Rolle im Rahmen der Anti-Aging-Medizin zukommt.

Eine Vielzahl klinischer Studien hat sich mit den schädlichen Auswirkungen der metabolischen Azidose befasst. An erster Stelle steht die Veränderung im Proteinstoffwechsel: die Azidose induziert einen vermehrten Eiweißabbau. Beachtenswerterweise konnte bei Gesunden gezeigt werden, dass durch die Initiierung einer kurzfristigen Azidosephase die Synthese essenzieller Proteine in der Leber (Albumin[1], Somatomedin[2]) um ca. 20% abfällt.

---

[1] Hauptträger des kolloidosmotischen (onkotischen) Druckes im Gefäßsystem u. Trägerstoff (Vehikel) für wasserunlösliche, physiolog. u. unphysiolog., endo- u. exogene Stoffe (Fettsäuren, Kationen [Mg^+, Ca^+], Spurenelemente, Vitamine, Metaboliten/Pharmaka u. tox. Stoffe

[2] Somatomedine (insulin-like growth factors, IGF I + II): aus Humanplasma isolierte Polypeptide als Vermittler der Somatotropin-Wirkung; steigern u.a. die Synthese von DNS, Kollagen u. Proteoglykanen.

19

Aminosäuren und Proteinstoffwechsel
• Aktivierung der muskulären Proteolyse
• Erhöhung der Aminosäurenoxidation
• Hemmung der hepatogenen Albuminsynthese

Knochenstoffwechsel
• Steigerung der Knochenresorption
• Hemmung der Osteoblasten

Zelluläre Mikroumgebung
• Abnahme von Enzymaktivitäten
• Verformung von Zellen und Geweben
• osmotische Quellung der Zelle
• Diffusionsstörungen
• Verschlechterung der O_2-Utilisation
• Initiierung degenerativer Prozesse

Immunfunktionen
• Reduzierung der zytotoxischen Aktivität der NK-Zellen
• zytotoxische T-Zellen töten bei einem pH-Wert < 7,0 keine Tumorzellen mehr ab
• unter azidotischen Bedingungen starke Reduktion der ATP-vermittelten Lyse von Tumorzellen
• Hemmung der Interleukin-2 abhängigen Lymphozytenproliferation

Endokrine Effekte
• Verminderung der Wirkung von Erythropoetin
• Behinderung der Vit.-D-Aktivierung
• Hemmung der STH-Sekretion
• Steigerung der Glukokortikoid-Sekretion

Detoxifikationen (bei saurem Urin)
• tubuläre Rückresorption zuvor konjugierter, wasserlöslicher Toxine
• reduzierte renale Schwermetallausscheidung

Nun erscheint es natürlich sinnvoll, die Bedeutung der Säure-Basen-regulation sowie der Ernährung als deren Grundlage, bereits im Kindesalter zu berücksichtigen. Es ist nämlich heute keineswegs so, dass Erkrankungen, die eng an die Säure-Basenregulation verknüpft sind (beispielsweise die Osteoporose), Erscheinungen älterer Menschen wären. Inzwischen lassen sich auch in Europa bei Kindern und Jugendlichen Frakturen im Rahmen eines übermäßigen Knochenabbaus nachweisen. Beachtenswert: *Rea et al.* (1996) beschreibt in einer Untersuchung an 42 Jungen eine signifikant positive Korrelation zwischen dem pH-Wert im Gehirn und dem Intelligenzquotienten. Je geringer die aktuelle Säurekonzentration im Gehirn war, desto höher war der IQ. Bekannt ist in diesem Zusammenhang, dass Änderungen des Säure-Basen-Haushaltes im peripheren Extrazellulärraum unterschied-

> *Die chronische Azidose erzwingt eine kontinuierliche Pufferung auf Kosten ossärer Kalziumkarbonatspeicher. Die osteoklastäre Knochenresorption ist gesteigert bei gleichzeitig gehemmter Osteoblastenfunktion. Eine Alkalisierung führt nachweisbar zu entgegengesetzten Effekten: es konnte bei postmenopausalen Frauen, bei denen die endogene Säureproduktion gepuffert wurde, eine Verbesserung der negativen Kalziumbilanz und der Knochenmineralisation festgestellt werden (Sebastian). Es konnte darüber hinaus ein direkter Zusammenhang zwischen proteinreicher Kost, Übersäuerung und erhöhter Knochenabbaurate dargestellt werden.*

liche Auswirkungen auf den Säure-Basen-Haushalt des Liquorraums haben. Während Sauerstoff und Kohlendioxidmoleküle die Blut-Hirnschranke frei passieren können, besteht für Bikarbonat und Säuren eine Schranke. Die Pufferkapazität des Liquors ist damit stark eingeschränkt. Während bei respiratorischen Störungen die schnelle Diffusion des CO_2 in den Liquorraum kurzfristig zu pH-Wertveränderungen führt, wirken sich metabolische Störungen nur zögerlich aus. So ist es vorstellbar, dass bei einer milden, aber chronischen Säureüberladung eine Liquorazidose eintritt.

1. Biochemie des Säure-Basenhaushaltes in Kurzform

Die im Stoffwechsel der Zellen entstehenden Endprodukte des Nährstoffabbaus können basisch, neutral oder sauer reagieren.

Bei normalem Stoffwechsel fallen bei der Energiegewinnung aus kohlenstoffhaltigen Verbindungen - also Kohlenhydraten und Fetten - Kohlendioxid (1000 mmol pro Stunde) und Wasser als Endprodukte des Stoffwechsels an. Das CO_2 wird als „flüchtige" saure Valenz bezeichnet, da es mit Wasser Kohlensäure bilden kann. Dieses CO_2 führt gewöhnlich nicht zum Anstieg der Wasserstoffionen-Konzentration im Organismus, da es sofort abgeatmet wird. Das Wasser als Abbauprodukt wasserstoffhaltiger organischer Substanzen geht aufgrund seiner Neutralität nicht in die Säure-Basenbilanz ein.

> *Der Proteinmetabolismus führt zur Bildung von fixen Säuren (Protonen). Als Normalwert werden 0,77 mmol/ kg Körpergewicht angesehen. Bei hohem Eiweißkonsum steigt die tägliche Säurebildung auf 1 – 1,15 mmol pro kg Körpergewicht. Bei Kindern kann die Produktion doppelt so hoch sein. Hoher Eiweißkonsum erfordert eine höhere Bikarbonat-Menge als geringer Eiweißkonsum.*

Im Gegensatz zu der eben beschriebenen flüchtigen Säurebildung führt der Stoffwechsel der Nahrungsproteine (= schwefel- und phosphorhaltiger Verbindungen) zur Bildung nichtflüchtiger, fixer Säuren, die nicht abgeatmet werden können, sondern harnpflichtig sind, also mit der Niere ausgeschieden werden müssen. Diese fixen Säuren führen zu einem Netto-Anstieg der Wasserstoff-Ionenkonzentration (H^+) im Körper. Bei hohem Eiweißkonsum führt dies zu einer täglichen Säurebildung von 1 – 1,15 mmol/kg Körpergewicht. Bei Kindern kann die Produktion doppelt so hoch sein. Als Normalwert werden 0,77 mmol/kg Körpergewicht angesehen.

22

Um einen normalen pH-Wert im Körper aufrechtzuerhalten, werden diese sauren Valenzen (Verbindungen) durch verschiedene Puffersysteme neutralisiert (abgepuffert). Das wichtigste Puffersystem mit über 70% der gesamten Pufferkapazität des Organismus ist der Bikarbonat-Puffer. Normalerweise wird Bikarbonat (HCO_3^-) bei der Pufferung fixer Säuren „verbraucht", aber die Nieren regenerieren Bikarbonat und scheiden die sauren H^+-Ionen aus, um den pH-Wert des Organismus aufrechtzuerhalten. Für jedes ausgeschiedene H^+-Ion wird ein HCO_3^- regeneriert.

Azidotische Entgleisungen am Beispiel der Nierenfunktionsstörung

Bei Versagen der Nierenfunktion bzw. chronischer Nierenfunktionsstörung kann Bikarbonat nicht in der beschriebenen Weise regeneriert werden. Daraus resultiert eine tägliche Verminderung der Bikarbonatkonzentration von ca. 2 – 3 mmol im Blut. So führt die fortlaufende Weiterproduktion und Anreicherung von fixen Säuren zu einer metabolischen (renalen) Azidose.

Die Folgen
Um eine chronisch ansteigende Azidose zu vermeiden, bemüht sich der Organismus, den Bikarbonat-Mangel durch Mobilisierung intrazellulärer Puffer, vorwiegend Phosphat und Karbonat aus dem Knochen, auszugleichen. Die daraus resultierende Knochendemineralisierung führt bei chronischer Azidose über Monate und Jahre zu einer Osteodystrophie.

Was wäre hier zu tun?
Um die weitere Entwicklung einer Azidose zu vermeiden oder eine Azidose zu korrigieren, muss eine übermäßige Säureproduktion aufgrund un-

Das nur schwer lösliche CO_2 geht unter Reaktion mit Wasser in Kohlensäure über. Die Einstellung des Reaktionsgleichgewichts wird durch die Katalyse des Enzyms Carboanhydrase (liegt im Erythrozyt vor) erheblich beschleunigt. Da Kohlensäure im wässrigen Milieu zerfällt (dissoziiert), liegen als Transportform im Blut Protonen, welche abgepuffert werden müssen, und Bikarbonationen (HCO_3^-) vor. Nach einer Umkehrung der Reaktion in der Lunge wird CO_2 als Gas abgeatmet.

Endprodukt des Eiweißstoffwechsels (Stickstoffstoffwechsels) ist zum größten Teil Harnstoff, der neutral reagiert. Ein kleiner Teil des Stickstoffs wird in der Niere als alkalisch reagierender Ammoniak freigesetzt, welcher zusammen mit überschüssigen Protonen in Form von Ammoniumionen mit dem Urin ausgeschieden wird. Auf diese Weise wird bereits ein Teil der überschüssigen Protonen aus dem Organismus entfernt. Die Ausscheidung von Säuren (Protonenausscheidung) durch die Tubuluszelle erfolgt jedoch überwiegend aktiv im Austausch mit Natriumionen. Ein Stoffwechselgesunder, der eine gemischte Kost zu sich nimmt, scheidet insgesamt 50 – 100 mmol Protonen täglich mit dem Urin aus.

günstiger Ernährung vermieden und der fehlende Puffer ergänzt werden. Dies erfolgt entweder durch die natürliche Puffersubstanz Bikarbonat oder deren metabolische Vorläufer Acetat, Laktat, Zitrat u.a., die jedoch neben einer eingeschränkten Akzeptanz nur bei ungestörtem Stoffwechsel wirksam werden können.

2. Grundlagen

Peter Martin

2.1. Säuren und Basen

In der Chemie wurden Stoffe zunächst nach ihren Eigenschaften geordnet. Alltägliche Stoffe, wie Zitronensaft, die einen sauren Geschmack hervorrufen, erhielten die Bezeichnung „Säure". Der scharfe, seifige Geschmack von Seifenlauge führte zur Bezeichnung „Lauge". Ein im Experiment erfassbares Unterscheidungsmerkmal beider Stoffarten ist das Verhalten gegenüber dem Pflanzenfarbstoff Lackmus. Säuren färben Lackmustinktur rot, Laugen färben Lackmustinktur blau.

Das Verhalten von Säuren und Laugen spielt im Bereich des Lebendigen eine bedeutsame Rolle. Um diese verstehen und beeinflussen zu können, ist es unabdingbar, nähere Betrachtungen zu der Chemie der Säuren und Laugen anzustellen.

Brönsted stellte fest: Säuren sind solche Substanzen, die in Lösungen Wasserstoffionen abgeben. Wasserstoffionen sind positiv geladen und werden von Säuren abgegeben – an Wasser. Man nennt Säuren daher allgemein Protonen-Donatoren (Wasserstoffionen werden häufig einfach Protonen genannt, ein Donator ist ein „Geber").
Basen (ein allgemeinerer Begriff für Laugen) sind Substanzen, die Wasserstoffionen binden oder aufnehmen (Protonen-Akzeptoren).

Wässrige Lösungen von Säuren und Laugen leiten elektrischen Strom. Daraus ergibt sich, dass in diesen Lösungen Ionen vorliegen. Ionen sind elektrisch geladene Teilchen, einfache Ionen sind nicht größer als Atome. Als Erklärung dazu hat sich die Betrachtungsweise von Brönsted durchgesetzt. Reaktionen im Bereich Säuren und Laugen lassen sich also zurückführen auf das Abgeben oder das Aufnehmen von Wasserstoffionen (Protonen).

Wenn eine Säure wirksam werden will, muss sie also ihre Protonen (ihre Wasserstoffionen) abgeben. Hierbei zerfällt das Säuremolekül.

In der folgenden Gleichung ist HA das Säuremolekül, zusammengesetzt aus dem Wasserstoffteilchen H und dem Rest der Säure, hier einfach A genannt. Der Reaktionspfeil zeigt an, dass das Säuremolekül zerfällt, dabei wird das Wasserstoffion H^+ abgegeben, der Rest der Säure bleibt als A^- zurück:

$$HA \longrightarrow H^+ + A^-$$

Definitionsgemäß war jetzt HA die Säure (hat Wasserstoffionen abgegeben).

Unter geeigneten Bedingungen kann die Reaktion in entgegengesetzter Richtung ablaufen, das heißt, A^- kann Wasserstoffionen binden. In diesem Fall wäre A^- definitionsgemäß eine Base. Sie wird als *korrespondierende Base* bezeichnet.

Bei einer starken Säure, z. B. bei der Salzsäure mit der Formel HCl, ist das Gleichgewicht sehr stark auf die rechte Seite der Gleichung verlagert (die Säure zerfällt vollständig), bei einer schwachen Säure hingegen kann eine unvollständige Dissoziation vorliegen. (Als Dissoziation wird der oben beschriebene Zerfallsvorgang in der Chemie üblicherweise bezeichnet)

2.2. pH-Wert des Blutes

Mit der Angabe des pH-Wertes lässt sich darstellen, ob eine Lösung sauer oder alkalisch reagiert. Mit der pH-Skala lassen sich jedoch nur sehr stark verdünnte Säuren oder Laugen erfassen. Sauer ist eine Lösung mit einem pH-Wert kleiner 7, alkalisch eine solche mit einem pH-Wert größer 7. Eine pH-Stufe entspricht einer Verzehnfachung der sauren bzw. alkalischen Reaktion. Eine Lösung mit dem pH-Wert 5 enthält also 10 mal so viele Wasserstoffionen wie eine Lösung mit dem pH-Wert 6.

Definition des pH-Wertes
Das Verständnis der Definition des pH-Wertes ist nicht notwendig, um mit dieser Skala arbeiten zu können.
Der pH-Wert ist definiert als der negative dekadische Logarith-

---

mus der molaren Wasserstoffionenkonzentration.
In neutraler Lösung liegen (bedingt durch die Autoprotolyse des Wassers) gleich viele Hydroxoniumionen und Hydroxidionen vor. Diese Konzentration ist für beide Ionenarten 10^{-7} mol/l.
Mathematisch ergibt sich, dass eine Veränderung des pH-Wertes um einen Punkt einer Verzehnfachung bzw. einer Zehntelung der Wasserstoffionenkonzentration entspricht.

Der pH-Wert des arteriellen Blutes – genauer gesagt des Blutplasmas - liegt im Bereich zwischen 7,37 und 7,43 mit einem Mittelwert von 7,40. Diese Angaben beziehen sich genau genommen auf das Blutplasma. Bei der pH-Messung im Blut mit einer Glaselektrode steht diese nur mit dem Plasma in Kontakt, so dass der intraerythrozytäre pH-Wert (= 7,2) nicht mit erfasst wird. In der Regel ist also mit dem Terminus Blut-pH stets der pH-Wert des Plasmas gemeint.

Der pH-Wert größer 7 zeigt, dass das menschliche Blut eine schwach alkalische Reaktion aufweist. Trotz der ständig schwankenden Abgabe saurer Stoffwechselprodukte an das Blut wird dessen pH-Wert sehr genau konstant gehalten. Diese Konstanz ist eine wichtige Voraussetzung für die Aufrechterhaltung eines geregelten Stoffwechselablaufs in den Körperzellen, weil die am Stoffwechsel beteiligten Enzyme in ihrer Aktivität vom pH-Wert abhängen. Durch pH-Veränderungen unter pathologischen Bedingungen werden die einzelnen Enzyme in wechselndem Maße betroffen, so dass Störungen im Ablauf der Stoffwechselvorgänge die Folge sein können.
An der Regelung des Säure-Basen-Status, d. h. an der Konstanthaltung des Blut-pH, sind mehrere Faktoren beteiligt. Es sind dies die Puffereigenschaften des Blutes und der Gasaustausch in der Lunge sowie die langsamer ablaufenden renalen und hepatischen Regulationsmechanismen.

2.3. Flüchtige und nicht–flüchtige Säuren

Doch nun zurück zur Chemie: das CO_2 stellt also die Kohlensäure

Abb. 3: Unter den Säuren, die als Endprodukte des Zellstoffwechsels auftreten, steht die Kohlensäure (H_2CO_3) mengenmäßig an erster Stelle. Sie entsteht, wenn sich Kohlendioxid (CO_2) in Wasser löst (hydriert). Zum Transport von Kohlendioxid wird 80% des CO_2 in den Erythrozyten durch das Enzym Carboanhydrase zunächst zu Kohlensäure hydriert (also in Wasser gelöst), dann aber gleich in HCO_3^- und Protonen dissoziiert (zerfällt).

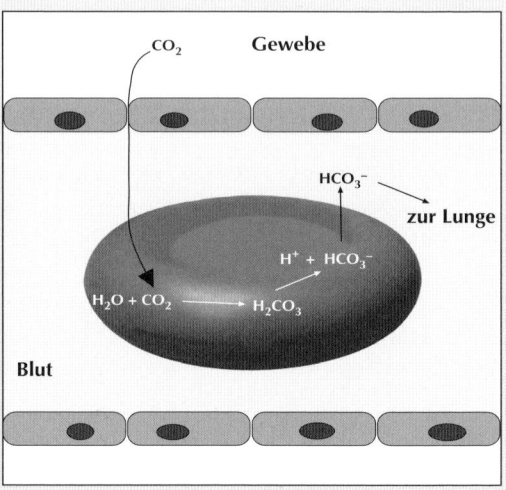

Die Bikarbonat-Ionen (HCO_3^- = das Salz der Kohlensäure) sind im Gegensatz zum Kohlendioxid gut wasserlöslich. Das so entstandene HCO_3^- diffundiert nun aus den Erythrozyten in das Blut (dies geschieht im Austausch gegen Cl^--Ionen = Hamburger-Shift, so benannt nach dem niederländischen Chemiker).

Abb. 4: Das nun im Blutplasma gelöste Bikarbonat (HCO_3^-) wird zur Lunge transportiert, wo es abgeatmet werden soll, was allerdings erfordert, dass die Transportform der Kohlensäure wieder umgewandelt werden muss. Wenn die Erythrozyten in die eine Richtung umwandeln können, dann können sie es auch in die andere Richtung: in der Lunge wird HCO_3^- wieder in die Erythrozyten hineingeschafft (auch wieder im Austausch mit Cl^-)

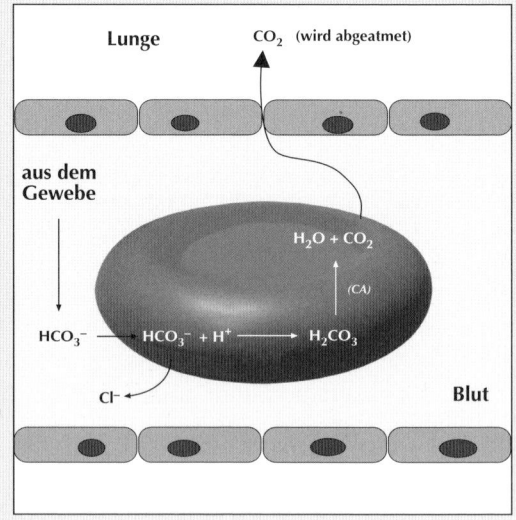

und die oben beschriebene chemische Reaktion einfach umgedreht.

28

ohne das zum Molekül gehörende Wasser da. Diesen wasserfreien Teil einer Säure nennt man Säureanhydrid. Da das Anhydrid der Kohlensäure im gasförmigen Zustand ausgeschieden werden kann, bezeichnet man sie als flüchtige Säure.

Daneben entstehen im Zellstoffwechsel auch Säuren, die mit dem Urin zur Ausscheidung gelangen, z. B. Schwefelsäure, Phosphorsäure, Milchsäure (als Endprodukt des anaeroben Glukoseabbaus), Azetessigäure und β-Hydroxybuttersäure (z.B. beim Diabetes mellitus, s. S. 52 ff). Diese werden unter der Bezeichnung nichtflüchtige oder fixe Säure zusammengefasst.

2.4. Transport und Ausscheidung von Protonen

Säuren werden entweder von außen mit der Nahrung aufgenommen oder im Intermediärstoffwechsel gebildet. Nach Verzehr von tierischem Eiweiß entstehen große Mengen Protonen, was der Urin im Sinne einer Säureflut durch einen niedrigen pH-Wert anzeigt. Bei einer vorwiegend vegetarischen Kost verändert sich das Bild: aufgrund des hohen Gehaltes an Mineralstoffen wie Kalium, Kalzium, Magnesium u.a., lässt sich ein alkalischer Urin nachweisen. Eine normale Mischkost führt zu einem Säureüberschuss, der durchschnittlich bei 50 - 80 mmol pro Tag liegt. Das entspricht der üblichen renalen Säureausscheidung in 24 Stunden.

Bei der Verstoffwechselung von Kohlenhydraten werden zunächst H^+-Ionen frei, die im weiteren Verlauf (Zitronensäurezyklus) wieder verbraucht werden, so dass bei einem Abbau von Kohlenhydraten die H^+-Bilanz letztlich wieder ausgeglichen ist.

Bei der Oxidation von **Fettsäuren** werden bei der Verknüpfung im Zitronensäurezyklus Protonen frei, welche später wieder eliminiert werden. Letzten Endes belastet der normale Fett-Stoffwechsel die H^+-Bilanz ebenfalls nicht.

Im Eiweiß-Stoffwechsel werden größere Mengen von sauren Valenzen frei, die zunächst gepuffert und letztlich zur renalen Ausscheidung gebracht werden müssen.

29

Darüber hinaus werden als H^+-abgebende Substanzen die Stoffwechselprodukte Harnsäure und Oxalsäure gezählt.

Der Anfall von H^+ aus der Nahrung und dem Stoffwechsel wird mit ca. 60 ± 20 mmol innerhalb 24 Stunden angegeben, welche täglich durch die Nieren ausgeschieden werden. Der Gesamtbestand des Körpers an H^+ beträgt ca. 105 mmol, d.h. der tägliche Umsatz beträgt etwa die Hälfte des Körperbestandes. Die Protonenbilanz muss also stets exakt durch Puffer-, Transport- und Ausscheidungsmechanismen ausbilanziert werden.

2.5. Puffersysteme

Michael Martin, Peter Martin

2.5.1. Grundlagen

Löst man Puffersubstanzen, so erhält man Pufferlösungen. Diese sind in der Lage, den pH-Wert einer Lösung einigermaßen stabil zu halten, auch wenn Säuren oder Laugen zugegeben werden. Puffersubstanzen sind Gemische:
• aus einer schwachen Säure und deren Alkalisalz (z.B. der Essigsäure und ihrem Alkalisalz Natriumacetat)
• aus einer schwachen Base und dem Salz dieser Base (z.B. der Base Ammoniak und ihrem Salz Ammoniumchlorid)

Je nachdem nun, ob Hydroxoniumionen (Säure) oder Hydroxidionen (Lauge) zugeführt werden, bindet nun das Acetation ein Proton (Essigsäure entsteht) oder wird der vorliegenden Essigsäure ein Proton entzogen, um Acetationen zu bilden. Allgemein bedeutet dies, dass man bei einem Puffer berücksichtigen muss, welcher seiner Bestandteile Protonen aufnimmt und welcher Bestandteil Protonen abgibt. Die pH-Änderung ist also jeweils geringer, als es dem Zusatz von Hydronium- oder Hydroxidionen entspricht, weil diese „verbraucht" werden.

2.5.2. Der pk-Wert

Vorab nochmals zu Erinnerung: Nach der Definition von *Brönsted* ist ein Stoff, der Protonen in eine Lösung abgibt, als Säure zu bezeichnen. Nimmt ein Stoff Säuren auf, d.h. kann er aus einer Lösung Protonen entfernen, wird er als Base bezeichnet. Wichtig: hat ein Stoff seine Protonen abgegeben, so fungiert der „Rest" des Stoffes als konjugierte Base: Reste von Säuren können also nun selbst wieder Protonen aufnehmen. Starke Säuren (z.B. Salzsäure) haben die Eigenschaft, alle ihre Protonen in ihre Umgebung abzugeben (und somit Reaktionen hervorzurufen).

Nun zum pK-Wert: unabhängig davon, ob eine Säure stark oder schwach ist, existiert ein spezifischer pH-Wert, bei dem die Säure und die dazugehörige konjugierte Base in gleicher Konzentration vorliegen, sich also bei einem bestimmten pH die Waage halten. Diese Situation wird mit dem pK-Wert ausgedrückt. Wenn wir über den pK-Wert sprechen, haben wir hier also eine Lösung, die sich hinsichtlich ihrer Säuren und ihrer konjugierten Basen die Waage halten. Diese spezielle Waage liegt bei jedem Stoff auf einem unterschiedlichen Niveau. Aminosäuren haben beispielsweise einen pK-Wert, der vom physiologischen Plasma-pH-Wert zu weit entfernt liegt. Somit können die konjugierten Basen der Aminosäuren nicht als Puffer im Blutplasma dienen, obwohl eigentlich im Bereich des pK-Wertes prinzipiell eine gute Pufferung möglich wäre – für den menschlichen Organismus aber auf einem viel zu tiefen Niveau.

Die Pufferkapazität einer Lösung ist also im Bereich des pK-Wertes am größten. Nun kann es durchaus sein, dass eine Lösung einen aktuellen pH-Wert aufweist, der deutlich unter dem pK-Wert liegt. Gibt man nun Basen in die Lösung, wird sich natürlich der pH-Wert entsprechend der Basenmenge verändern (ansteigen). Je näher man allerdings an den pK-Wert unserer Testlösung kommt, um so deutlicher wird das zu beobachten sein, was wir weiter oben bereits dargestellt haben: der pH-Wert wird in Bereiche kommen, die immer näher am pK-Wert liegen. Mithin wird ab jetzt immer mehr Base abgepuffert: es wird kontinuierlich Base in die Lösung gegeben, aber der pH-Wert verändert sich zunehmend weniger. Das Prinzip der Pufferkapazität greift. Erst wenn jetzt immer mehr Basen zugegeben werden, wird sich der pH-Wert wieder verändern. Dieses Prinzip gilt natürlich für Säuren und für Basen und so kann also eine schwache Säure mit ihren konjugierten Basen als Puffer fungieren. Die Pufferkapazität einer solchen Lösung ist am höchsten bei pH = pK±1. Mit anderen Worten: das Mischungsverhältnis zwischen Säure und Base ist mit 50 : 50 im Bereich des pK-Wertes optimal. Der menschliche Organismus wird dementsprechend diverse Puffersysteme nutzen, die ein weites Spektrum von pK-Werten abdecken. So ist gewährleistet, dass für jedes Körperkompartiment, das seine speziellen pH-Werte benötigt, das geeignete Puffersystem vorhanden ist.

Die **Henderson-Hasselbalch-Gleichung** erlaubt es, quantitative Betrachtungen der Pufferwirkung vorzunehmen. Auf die Herleitung der Gleichung wird hier verzichtet. Für ihr Verständnis muss man wissen, dass die Stärke einer Säure (unsere Pufferlösung verlangt ja die Gegenwart einer schwachen Säure) in der Chemie mit dem „pK-Wert" angegeben wird. Je größer der pK-Wert, desto schwächer die Säure . Essigsäure hat z.B. einen pK-Wert von 4,8.

$$pH = pKs + {}^{10}\log \frac{[Salz]}{[Säure]}$$

2.5.3. Pufferkapazität

Um die Pufferkapazität einer Pufferlösung zur beurteilen, betrachtet man, in welchem Verhältnis die Zuführung von Hydroxoniumoder Hydroxidionen und die sich ergebende pH-Änderung steht. Diese Pufferkapazität hängt von der Konzentration des Puffers und von der Nähe des jeweiligen pH-Werts zum pK'-Wert des Systems ab. Die größte Pufferungsfähigkeit ist dann gegeben, wenn pH=pK' ist. Jedes Puffersystem wirkt demnach nur in einem bestimmten pH-Bereich, der sich maximal von pK'-2 bis pK' +2 erstreckt.

Zur Erhaltung der optimalen Organfunktion muss der Organismus die Säure-Basenverhältnisse seiner Flüssigkeitsräume möglichst konstant halten. Dies geschieht durch verschiedene Puffersysteme, mit Hilfe derer der extrazelluläre pH-Wert bei 7,4 und der zelluläre bei pH 6,9 eingestellt wird.

Die Summe aller im Blut wirkenden, zur Säureaufnahme befähigten Valenzen, die zu einer pH-Stabilisierung beitragen, nennt man Pufferbasen. Ihre Konzentration beträgt 48 mmol/l.

Die Puffersysteme des Blutes liegen zu 75% in Form des Bikarbonat-Puffers (HCO_3^-) vor. Die restlichen 25% in Form von Hämoglobin, Proteine und Phosphat werden als Nicht-Bikarbonat-Puffer bezeichnet.

Sinkt der pH-Wert im Plasma durch Anstieg von H^+, so wird der Zerfall (Dissoziation) von Kohlensäure (H_2CO_3) in Wasserstoff (H^+) und Bikarbonat (HCO_3^-) zurückgedrängt. H^+ führt über eine Stimulierung des Atemzentrums zu einer forcierten Atmung. Im Idealfall kann über das forcierte Abatmen von CO_2 der Blut-pH-Wert stabilisiert werden.

Steigt der Blut-pH-Wert durch eine Verminderung von H^+, wird über eine Abnahme des Atemminutenvolumens CO_2 eingespart und auf diesem Wege ein unphysiologischer Anstieg des Blut-pH-Wertes verhindert.

Ohne die Koppelung an die pulmonale Gasphase wäre die Pufferkapazität des Bikarbonatsystems fast bedeutungslos. Durch Steigerung der Ventilation (Kussmaul´sche Atmung beim Coma diabeticum) kann die potenzielle Kapazität des Bikarbonatsystems auf nahezu das Doppelte angehoben werden.

Das Bikarbonatsystem ist das Hauptpuffersystem des Extrazellularraums. Demgegenüber ist das Phosphatpuffersystem als intrazellulärer Puffer bedeutsam.

Normalerweise wird Bicarbonat (HCO_3^-) bei der Puf-

Im Blut existieren zwei verschiedene, einander ergänzende Puffersysteme:

Bikarbonat-Puffer → überwiegend im Plasma wirksam

Nicht-Bikarbonat-Puffer → überwiegend intrazellulär wirksam

Die Puffersysteme stehen über die Erythrozytenmembran, die für CO_2, HCO_3^- und Cl^- permeabel ist, miteinander in Verbindung und reagieren auch untereinander.

Metabolische Störungen werden respiratorisch kompensiert und umgekehrt.

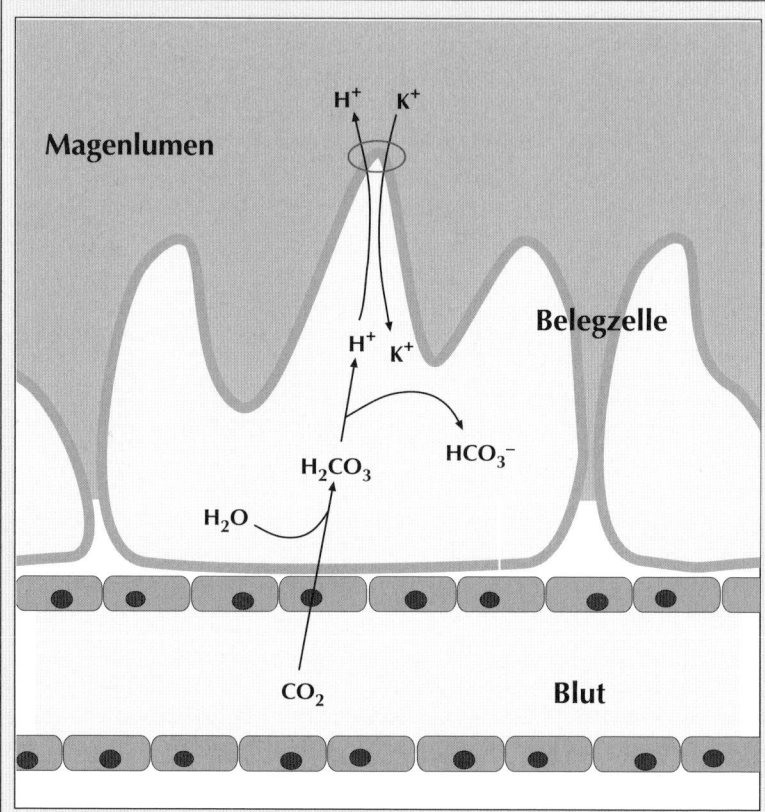

Abb. 5: Kohlendioxid (CO_2) diffundiert aus dem Blut in die Belegzelle des Magens. Dort verbindet sich CO_2 mit Wasser zu Kohlensäure (H_2CO_3), die aber sofort wieder zerfällt. Übrig bleiben nun die für die Salzsäureherstellung benötigten H^+-Ionen, aber auch Bikarbonat (HCO_3^-). Mit Hilfe von Kalium können nun die H^+-Ionen ins Magenlumen abgegeben werden, wo sie sich mit Chlorid-Ionen zu Salzsäure verbinden.

ferung fixer Säuren „verbraucht", aber die Nieren regenerieren Bikarbonat und scheiden die sauren H^+-Ionen aus. Für jedes ausgeschiedene H^+-Ion wird ein HCO_3^- regeneriert. Darüber hinaus ist die Salzsäureproduktion des Magens in die Bikarbonat-Synthese involviert: Salzsäure entsteht, indem Kohlendioxid aus dem Blut in die Belegzellen des Magens diffundiert. Unter Einwirkung des Enzyms Carboanhydrase – welches die Aufgabe hat, die nachfolgende Reaktion erheblich zu beschleunigen – wird das CO_2 mit dem natürlicherweise überall vorhandenen Wasser verbunden. Die hieraus entstandene Kohlensäure (H_2CO_3) zerfällt sofort wieder, allerdings in Bikarbonat (HCO_3^-) und die benötigten H^+-Ionen. Diese werden nun bei Bedarf – im Austausch mit Kalium – ins Magenlumen abgegeben. Damit sich das Kalium nicht übermäßig in der Belegzelle (also intrazellulär) anreichert, diffundiert es über einen speziellen Kaliumkanal wieder in das Magenlumen zurück, um dann erneut für einen Austausch zur Verfügung zu stehen. Auch das Bikarbonat kann nicht unbegrenzt in der Belegzelle zurückgehalten werden: es wird in das Blut abgegeben und steht somit nun hier zur weiteren Verwendung zur Verfügung (Abb. 5).

Hinweis: es gibt keinen nachgewiesenen Rückkopplungsmechanismus, der bei Basenmangel zur vermehrten Salzsäureproduktion des Magens führt, um Bikarbonat zu bilden.

Ca. 80% des **körpereigenen Phosphats** (intrazellulärer Puffer) befinden sich im Knochensystem. In der Zelle findet sich Phosphat überwiegend an organische Strukturen gebunden.

Proteine liegen bei einem pH-Wert von 7,4 als Anionen (negativ geladen) vor. Bei einem pH-Abfall (also einem Anstieg von H^+) können sie Protonen aufnehmen. Sie haben vorwiegend im intrazellulären Raum als Puffer Bedeutung.

35

3. Die Organe des Säure-Basenhaushaltes

Michael Martin

Neben der Pufferfunktion des Blutes sind die Atmung, die Nierenfunktion und der Leberstoffwechsel an der Regulation des Säure-Basen-Gleichgewichts beteiligt. Durch Anpassung der respiratorischen CO_2-Abgabe, der renalen H^+-Sekretion und HCO_3^- - Resorption sowie der hepatischen HCO_3^- -Freisetzung und NH_4^+-Elimination (Ammonium-Ausscheidung) wird der pH-Wert des Blutplasmas und damit der Extrazellularflüssigkeit weitgehend konstant gehalten.

3.1. Atmung

Das als Endprodukt des oxidativen Stoffwechsels anfallende CO_2 wird durch die Atmung laufend aus dem Blut eliminiert. Die Atmung sorgt also dafür, dass durch die Abgabe der flüchtigen Protonen eine Säurebelastung des Organismus vermieden wird. Wenn es im Blut zu einer Anhäufung von Säuren kommt, reagiert die Atmung sofort durch Zunahme der Ventilation (Hyperventilation). CO_2-Moleküle werden in verstärktem Maße abgeatmet, und der pH-Wert kehrt wieder zur Norm zurück. Bei einer Basenzunahme wird die Ventilation eingeschränkt, der CO_2-Partialdruck und damit auch die H^+-Ionenkonzentration steigen an, so dass die ursprüngliche pH-Zunahme zumindest teilweise kompensiert wird.

3.2. Nierenfunktion

Die Niere ist zuständig für die Entsorgung der *anorganischen Säuren* (der nichtrespiratorischen oder *nicht-flüchtigen* Protonen) sowie die Wiederbereitstellung von Basen (Bikarbonat). Neben der

Kohlensäure werden in den Stoffwechselprozessen auch Säuren, in erster Linie Schwefelsäure, gebildet. Da diese Säurebildung die Basenaufnahme übersteigt, muss eine Ausscheidung der überzähligen H^+-Ionen (etwa 60-80 mmol/Tag) durch die Niere erfolgen. Sowohl die H^+-Ausscheidung als auch die HCO_3^- - Rückresorption können – der jeweiligen Stoffwechsellage entsprechend – in weiten Grenzen vari-

> *Die Niere kann über folgende Mechanismen in die Regulation des Säure-Basenhaltes eingreifen:*
> • *durch Protonensekretion (Säureausscheidung)*
> • *Rückresorption von Bikarbonat*
> • *durch Neubildung von Bikarbonat unter Bildung und Ausscheidung von Ammonium*

iert werden, so dass die Nieren in der Lage sind, Störungen des Säure-Basen-Gleichgewichts nach einer gewissen Anpassungszeit zu kompensieren.

Die H^+-Ionensekretion in das Lumen des Tubulus erfolgt im Austausch gegen Na^+ und durch eine *H^+-Pumpe,* für die Energie bereitgestellt werden muss (ATPase). Die H^+-Ionen werden vor allem in dem ersten Teil des proximalen Tubulus sezerniert.

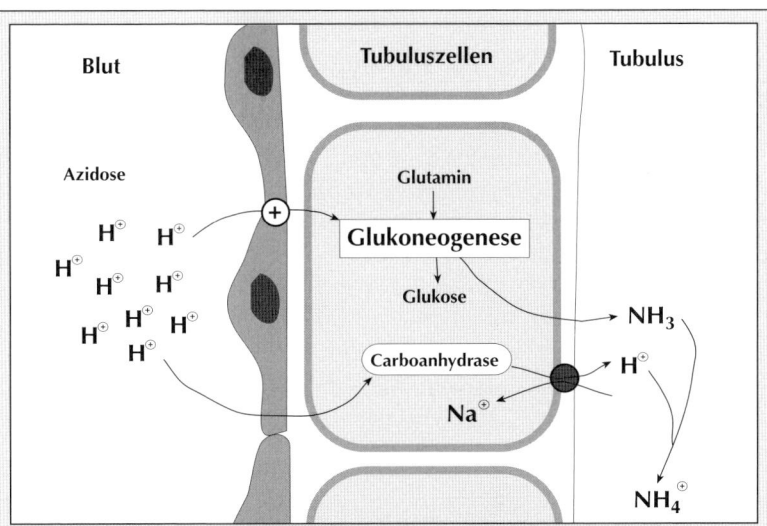

Abb. 6: H^+-Ionen werden gebunden und als „Komplex" ausgeschieden oder gepuffert: die hauptsächliche Ausscheidung erfolgt gepuffert als $H_2PO_4^-$ (Hydrogenphosphat) und gebunden an NH_4^+ (Ammonium)

Der Urin-pH-Wert kann im Extremfall bis auf 4 absinken, d.h. seine H^+-Konzentration beträgt maximal 0,1 mmol/l. Geht man davon aus, dass die durchschnittliche Netto-H^+-Produktion ca. 40 – 80 mmol/ Tag beträgt, würden ca. 1250 Liter Harn täglich benötigt, um 50 mmol Säure ausscheiden zu können. Anders ausgedrückt: mit 1,5 Liter Harn lassen sich weniger als 1% der anfallenden Säuren (in freier Form!) ausscheiden. Somit muss die renale Säureausscheidung auf anderen Mechanismen beruhen: H^+-Ionen werden an andere Stoffe gebunden und als „Komplex" ausgeschieden oder gepuffert: die hauptsächliche Ausscheidung erfolgt gepuffert als H_2PO_4- (Hydrogenphosphat) und gebunden an NH_4^+ (Ammonium).

Bei azidotischer Stoffwechsellage entwickelt die Niere im Rahmen der Säure-Basenregulation innerhalb kurzer Zeit eine besondere Fähigkeit: zwei an sich völlig getrennte Aufgaben werden miteinander kombiniert, so dass mit „einem Arbeitsschritt" die Substratherstellung (Glukose) sowie die Regulierung des Säure-Basenhaushaltes ermöglicht wird.

Zur Aufgabe der Niere gehört es, aus Aminosäuren (insbesondere Glutamin) Zucker herzustellen. Bei diesem Prozess werden von Glutamin NH_3-Gruppen (Ammoniak) abgespalten. Ammoniak diffundiert problemlos in das Tubuluslumen. H^+ wird über einen Na^+/H^+-Antiport hierhin geschafft. Im Tubuluslumen reagieren nun (das hochtoxische) NH_3 und H^+ spontan miteinander, was NH_4^+ (Ammonium) ergibt (Ammoniak-Entgiftung). Ammonium-Ionen sind positiv geladen und können nicht mehr zurückdiffundieren. Auf diese Weise können also problemlos Protonen ausgeschieden werden. Protonen stimulieren das Schlüsselenzym der Zuckerbereitstellung (Glukoneogenese), was wiederum – wie oben aufgeführt – zur Bereitstellung von NH_3 führt.

Im Rahmen einer Azidose (also bei Protonenüberschuss im Blut) gelangen H^+-Ionen im Austausch mit K^+ in die Zellen, mit dem Ziel, die Protonenkonzentration zwischen intra- und extrazellulär etwas auszugleichen. Neben der „azidotischen Induktion der Glukoneogenese" ist beachtenswert, dass Glukose gleichzeitig mit K^+ in die Zelle transportiert wird und dabei H^+ nach Extrazellulär verdrängt. Wird also in der Niere vermehrt Zucker gebildet, gelangt dieser zusammen mit K^+ in die Zellen und verdrängt H^+. Die nun extrazellulär vorliegenden Protonen werden mit Hilfe von Bikarbonat zur Niere transportiert und nun wieder mit Hilfe von Ammoniak ausgeschieden werden.

3.3. Leberstoffwechsel

Die Leber ist im Rahmen der Stickstoffentgiftung und dem Abbau organischer Säuren ebenfalls an der Regulation des Säure-Basen-Haushalts beteiligt. Beim oxidativen Abbau von Aminosäuren fallen Kohlendioxid (CO_2) bzw. Bikarbonat (HCO_3^-) und Ammoniak (NH_3) bzw. Ammonium-Ionen (NH_4^+) an, die normalerweise bei der Harnstoffsynthese in der Leber vollständig verbraucht werden. Dabei werden zwei Moleküle Ammoniak und ein Bikarbonat zu Harnstoff verbunden, der den pH-Wert nicht beeinflusst. Bei diesem Prozess wird also Bikarbonat verbraucht. Bei einem Basenmangel (genauer Bikarbonatmangel) wird Ammoniak in der Leber an eine Ketosäure gebunden, zur Niere transportiert, hier wieder abgespalten und ausgeschieden.

Die aus dem Pfortaderblut aufgenommenen Ammonium-Ionen werden zu ca. 70% durch die Harnstoff- und zu ca. 30% durch die Glutaminsynthese eliminiert. Das Reaktionsprodukt Glutamin gelangt auf dem Blutweg in die Nieren und dient hier der tubulären H^+-Sekretion. Eine weitere Möglichkeit der H^+-Elimination ist der oxidative Abbau von Milchsäure, Essigsäure und Zitronensäure.

4. Azidosen und Alkalosen

4.1. Azidosen

Azidosen werden unterteilt in kompensierte und dekompensierte Formen. Eine kompensierte Azidose liegt vor, wenn eine Abnahme der Pufferreserven ersichtlich wird, der pH-Wert aber noch in physiologischen Bereichen liegt. Unter dekompensierter Azidose versteht man einen Zustand mit einer pH-Erniedrigung unter 7,35. Hier sind die maximalen Pufferreserven bereits erschöpft, der pH-Wert sinkt ab.

Eine metabolische Aziodose kann bedingt sein durch:
- *Niereninsuffizienz, wodurch die anfallenden Mengen an H^+ - Ionen nicht in ausreichendem Maße ausgeschieden werden können*
- *vermehrte H^+ - Ionen - Aufnahme*
- *unvollständigen Fettabbau (Azidose durch β-Hydroxybuttersäure oder Azetessigsäure bei Diabetikern oder während Hungerperioden*
- *anaeroben Abbau der Kohlenhydrate zu Milchsäure (körperliche Überlastung; Sauerstoffmangel)*
- *vermehrten Anfall von Säuren im Stoffwechsel (hohe Proteinaufnahme)*
- *HCO_3^- - Verlust durch die Nieren (renal-tubuläre Azidose, Einnahme von Karboanhydrase-Hemmer) und bei Diarrhoe*

Auch die Alkalosen werden in kompensierte und dekompensierte Formen unterteilt. Eine pH-Erhöhung über 7,45 zeigt eine dekompensierte Alkalose an.

Liegt die Ursache für die Verschiebung im Säure-Basenhaushalt in einer Störung des pulmonalen Gasaustausches, so handelt es sich um eine respiratorische Azidose bzw. Alkalose. Ist der Zustand durch metabolische Prozesse hervorgerufen, so spricht man von metabolischer Azidose oder Alkalose. Auch kombinierte Formen sind möglich, wenn sowohl respiratorische als auch metabolische Störungen zu einer gleichsinnigen Verschiebung im Säure-Basenhaushalt führen.

Metabolische Azidosen sind gekennzeichnet durch eine Zunahme der H^+-Ionen oder einen Mangel an Bikarbonat oder beides. Ein

40

Basenverlust kann bei Ileus, massiven Diarrhoen oder Dünndarm-
fisteln auftreten, da große Mengen bikarbonatreicher Sekrete verloren gehen. Eine Überschwemmung mit sauren Stoffwechselpro-
dukten wird als Additionsazidose bezeichnet und lässt sich beispielsweise bei Ketoazidose nachweisen (Diabetes, längeres Hun-
gern, Thyreotoxikose oder Fieber). Eine Laktatazidose tritt auf infolge Gewebshypoxie bei Schockzuständen, Herz-Kreislaufver-
sagen, massiven Blutungen, ausgedehnten Verbrennungen, CO-
oder Cyanidvergiftungen, periphen Durchblutungsstörungen, Er-
stickung sowie schwerer körperlicher Belastung wie z.B. Leistungs-
sport. Darüber hinaus kommt es bei Hypothermie, Alkoholin-
toxikation oder Leberzirrhose zu einem Anstieg von H^+-Ionen.

Eine Retentionsazidose bzw. renale Azidose entsteht durch eine
unzureichende renale Ausscheidung von H^+-Ionen. Während bei
Schrumpfniere, Schockniere oder der Anurie das Glomerulumfiltrat
reduziert ist, führen Tubulusschäden zu einer gestörten H^+-Ionen-

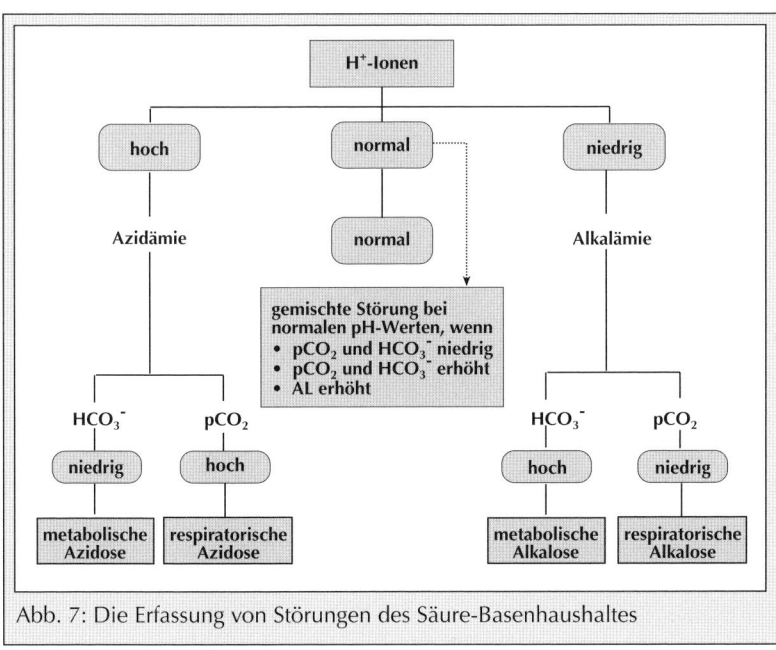

Abb. 7: Die Erfassung von Störungen des Säure-Basenhaushaltes

ausscheidung (zur diagnostischen Differenzierung siehe unter „Aktuelle Diagnostik renaler Störungen").

Die respiratorische Azidose entsteht durch eine erschwerte Sauerstoff-Aufnahme und/oder CO_2-Abgabe. Somit wären als Ursachen Veränderungen im Bereich der Lunge, des pulmonalen Kreislaufs sowie eine Depression des Atemzentrums zu nennen.

4.2. Alkalosen

Auch die Alkalosen werden entsprechend ihres Entstehungsmusters unterteilt.

4.2.1 Verlust-Alkalose

Die Verlust-Alkalose entsteht bei Patienten, die – das sagt der Begriff schon aus – einen massiven Säureverlust erleiden. In typischer Weise lässt sich das bei intensivem Erbrechen beobachten. Aber auch bei der Ableitung von Magensaft über Sonden oder bei intensiver Magenspülung treten Verlust-Alkalosen auf. Anhand der Darstellungen unter dem Stichwort „Bikarbonatsystem" lassen sich die Mechanismen einer *gastrischen metabolischen Alkalose* leicht verstehen: Der Magensaftverlust führt dazu, dass plötzlich große Mengen HCO_3^- erzeugt werden, die nun im Blut „nutzlos übrig bleiben" und in der Niere in den Primärharn übertreten. Die Regulationskapazität für Bikarbonat ist nun aber rasch erschöpft.

Letztlich ist der Prozess mit einer Abnahme des extrazellulären Flüssigkeitsvolumens verbunden, so dass durch eine vermehrte Aldosteronfreisetzung kompensatorisch die Salz- und Wasserresorption in den Nieren stimuliert wird. In den proximalen Nierentubuli ist nun also die Na^+- und HCO_3^- - Resorption gesteigert, so dass die Kompensation einer bestehenden Alkalose behindert wird. Zusätzlich werden in den distalen Nierentubuli und Sammelrohren Na^+-Ionen vermehrt resorbiert und dabei zum Teil gegen die – eigentlich zur Kompensation der Alkalose dringend benötigten – H^+-Ionen ausgetauscht. Der damit auftretende Wasserstoffionenverlust wird nun die bestehende Alkalose verschlimmern. Beachtenswert: durch diesen Mechanismus kann der Urin unter einer metabolischen Alkalose paradoxerweise einen sauren pH-Wert aufweisen. Auch ist der Kaliumverlust zu berücksichtigen. Therapeutisch ist hier häufig schon eine einfache NaCl-Infusion ausreichend, die zur Volumenexpansion und Korrektur der Alkalose und der Hypokaliämie führt.

4.2.2. Additionsalkalose

Eine Additionsalkalose entsteht durch eine übermäßige Zufuhr alkalisierender Substanzen, z.B. Natriumbikarbonat. Beim sog. Milchalkali-Syndrom führt eine übermäßige Zufuhr an leichtresorbierbaren Alkalien, wie dies bei Aufnahme mehrerer Liter Milch der Fall ist, zu einem beträchtlichen Basenüberschuss, der mit einem Anstieg der Bikarbonatkonzentration verbunden ist. Durch das Herabsetzen der Atemfrequenz besteht zwar eine Kompensationsmöglichkeit, da so der CO_2-Spiegel ansteigt und zu einer Neutralisation der überschüssigen Basen führt, doch besteht bei einer längerdauernden Hypoventilation das Risiko einer Sauerstoffunterversorgung. Eine weitere Kompensation erfolgt durch die erhöhte Ausscheidung von Bikarbonat-Ionen über die Niere.

4.2.3. Respiratorische Alkalose

Eine respiratorische Alkalose entsteht im Rahmen einer alveolären Hyperventilation, wie sie häufig bei neurovegetativ überlagerten Patienten zu beobachten ist. Durch eine Stimulation des Atemzentrums bei Meningitis, Enzephalitis oder Fieber kann es ebenfalls zu einer respiratorische Alkalose kommen. Die Kompensationsmechanismen, die hier in Kraft treten, ziehen einen Mangel an nicht gebundenen Ca^{2+}-Ionen nach sich, was für die charakteristischen Symptome der Hyperventilationstetanie verantwortlich ist: im Prodromalstadium imponieren Parästhesien (z.B. um die Lippen), danach wird ein symmetrisch einsetzender schmerzhafter, tonischer Muskelkrampf mit Karpopedalspasmen (Pfötchen- bzw. Geburtshelferstellung der Hände, Tetaniegesicht) beobachtet.

43

4.2.4. Renale Alkalose

Eine renale Alkalose ist zu erwarten, wenn renale Säureverluste nicht mehr kompensiert werden können. Diuretika, welche die NaCl-Resorption hemmen, erwirken Flüssigkeitsverluste, die zur Stimulation des Renin-Angiotensin-Aldosteron-Systems führen. Dadurch wird die Na^+-Rückresorption stimuliert und gleichzeitig die K^+- und H^+-Sekretion angeregt, so dass erhöhte Verluste entstehen. Letzteres lässt sich auch beim *Bartter-Syndrom** beobachten.

*Bartter Syndrom (Endokrinologe): eine seltene, autosomal-rezessiv vererbte idiopathische Hypokaliämie; verursacht durch eine abnorme Erhöhung der Natriumpermeabilität des Tubulusepithels mit konsekutiver Aktivierung der Na^+-K^+-ATPase. Diese führt zu einer Hyperkaliurie und folgender Hypokaliämie mit hypochlorämischer metabolischer Alkalose, Hypomagnesiämie und Hypophosphatämie. Die Plasmareninaktivität ist stark erhöht, ebenso Aldosteron; es findet sich eine vermehrte Prostaglandinurie. Klinische Zeichen: bereits im Säuglingsalter schwere Hypokaliämie mit Erbrechen, Polyurie, Dehydratation und Wachstumsstörungen bei normalem Blutdruck; beim Erwachsenen v.a. Hypotonie und Adynamie. Therapie: Kaliumsubstitution und gleichzeitige Gabe von Aldosteronantagonisten; Indometacin normalisiert die Renin- und Aldosteronspiegel. Differentialdiagnostisch abzugrenzen ist der „Pseudo-Bartter" bei chronischem Diuretika- bzw. Laxanzienabusus.

4.3. Spezifische metabolische Azidosen

4.3.1. Renale Azidosen

Bereits bei einer mittelgradigen Einschränkung der Nierenfunktion, die insbesondere bei älteren Menschen oftmals **nicht** mit einer Erhöhung der Serumkreatininwerte (kreatininblinder Bereich) einhergeht, findet sich bei vielen Patienten bereits eine milde metabolische Azidose. Aufgrund der unspezifischen Symptomatik wird dieses Phänomen in aller Regel zu spät und erst bei höhergradig eingeschränkter Nierenfunktion erkannt.

Ein Cystatin-C-Spiegel > als 1,0 mg/dl bzw. ein Kreatininspiegel > 1,3 sowie eine renale Eiweißausscheidung > 300 mg/die muss nephrologisch abgeklärt werden.

Renale Azidosen spielen somit eine besondere Rolle. Einerseits sind die Nieren unmittelbar mit dem Säure-Basenhaushalt verknüpft, andererseits führen sekundäre Nierenschäden, wie sie z.B. im Rahmen des Bluthochdrucks oder des Diabetes mellitus eintreten, zu oftmals nicht rechtzeitig erkannten Störungen des Säure-Basenhaushaltes. Darüber hinaus lässt sich insbesondere bei älteren Menschen häufig eine Nierenfunktionsstörungen nachweisen, deren Ursachen sich nicht nur im Rahmen der physiologischen Alterungsprozesse entwickeln, sondern als Summenfaktor vorausgegangener Einwirkungen in jüngeren Jahren zu sehen ist.

Derzeit kann davon ausgegangen werden, dass ca. 50.000 Patienten jährlich aufgrund eines endgültigen Nierenversagens dialysepflichtig werden. Bei 7.500 bis 10.000 der Betroffenen könnte mit Hilfe einer rechtzeitigen Diagnose und konsequenter Therapie dieses Schicksal vollends abgewendet werden. Bei weiteren 15.000 bis 20.000 könnte die Dialysepflicht um Jahre bis Jahrzehnte aufgeschoben werden. Problematisch ist die Tatsache, dass eine beginnende Nierenstörung über lange Zeit weitgehend stumm verlaufen kann. Allerdings kommt hier erschwerend hinzu, dass unspezifische Warnzeichen ungewöhnlich häufig missachtet und vernachlässigt werden. Nierensymptome wie Kopfschmerzen, Rückenschmerzen, Bauchschmerzen, Erschöpfung oder Infektanfälligkeit werden anderen Ursachen zugeschoben oder als Befindlichkeitsstörungen abgetan. Selbst grenzwertige oder tatsächlich auffällige Laborparameter wie ein leicht erhöhtes Kreatinin im Serum oder Eiweiß im Urin werden nicht selten jahrelang ignoriert.

Die Lebensumstände in den zivilisierten Ländern haben zu einer explosionsartigen Zunahme schwerwiegender Erkrankungen geführt, zu denen auch das Nierenversagen gehört: Statistiken zeigen einen jährlichen Anstieg dialysepflichtiger Patienten in Höhe von ca. 7%!

Bei Patienten mit chronisch-fortschreitender Niereninsuffizienz sollte unbedingt frühzeitig eine Therapie der metabolischen Azidose (Diät, Basentherapie, ggfs Diuretika) erfolgen. Hierdurch lässt sich nicht nur ein Fortschreiten der Nierenfunktionsstörung verlangsamen, sondern es lassen sich auch Komplikationen, wie sie im Rahmen der Azidose zu erwarten sind, abwenden.

Tab. 1: Nierenerkrankungen und Nierenveränderungen

Renovaskuläre Erkrankungen
- renovaskuläre Hypertonie bei Nierenarterienatheromatose
- ischämische Nephropathie
- atheroarterielle Embolien (Cholesterin-Embolien)

Nephrotisches Syndrom
- primäre Glomerulopathien
- systemische Erkrankungen (Diabetes mellitus, Amyloidose, Neoplasien)

Zystische Veränderungen der Niere
- einfache Nierenzysten
- autosomal-dominante, polyzystische Nierenerkrankung

Akutes Nierenversagen

4.3.1.1. Diabetische Nephropathie

Die diabetische Nephropathie stellt inzwischen die häufigste Ursache für eine dialysepflichtige Niereninsuffizienz dar. Dies ist besonders beachtenswert, da aufgrund der massiven Veränderungen der Ernährungsgewohnheiten die Inzidenz des Typ-II-Diabetes bereits im Kindesalter signifikant ansteigt.

Als Folge der Hyperglykämie kommt es zu einer generalisierten Verdickung der kapillären Basalmembran, mithin auch im Bereich der Nierengefäße. Es entwickelt sich die für den Diabetes mellitus typische Form der Glomerulosklerose, die oftmals in eine klinischmanifeste diabetische Nephropathie mündet. Diese ist zunächst gekennzeichnet durch eine selektive Albuminurie, gefolgt von Blutdruckanstieg und fortschreitender Niereninsuffizienz. Beachtenswert: die diabetische Glukosurie kann trotz hoher Blutzuckerkonzentrationen abnehmen, wenn die Glukoseausscheidungsfähigkeit der Nephrone durch die progrediente Nierenschädigung zunehmend reduziert ist.

46

Patienten mit diabetischer Nierenschädigung tolerieren eine Nieren-insuffizienz erheblich schlechter als Nichtdiabetiker. Urämische Symptome wie Übelkeit und Erbrechen sowie anämische Verän-derungen zeigen sich bei Diabetikern erheblich früher.

4.3.1.2. Formen der renalen Azidose

Die verschiedenen Störungen der Nierenfunktion können zu einer verminderten H^+ - und Ammonium (NH_4^+) - Ausscheidung führen.

Die urämische Azidose kann unterschiedliche Entstehungsorte ha-ben:
- bei Nierenversagen infolge Mangeldurchblutung bei Herz-Kreis-lauf-Versagen (*prä*renale Form)
- bei Erkrankungen der Glomeruli und/oder Tubuli (akute Glomerulonephritis, akute tubuläre Nekrose, Vaskulitis (*intrinsisch* renale Form)
- oder bei einer akuten Verlegung der Harnabflusswege (*post*renale Form)

Mit dem fortschreitenden Verlust der Nierenfunktion durch Schädi-gung der renalen Funktionseinheiten (Nephrone) nimmt zunächst die Ammo-niak-Ausscheidung zunehmend ab. Die Ausscheidung der im Wesentlichen an Phosphat gebundenen Wasserstoff-ionen kann zunächst unauffällig blei-ben. Im weiteren Verlauf – d.h. mit sin-kender Filtrationsrate – steht in den Tubuli nicht mehr ausreichend Phos-phat zur Pufferung zur Verfügung, es werden zunehmend weniger H^+ - und NH_4^+ - Ionen ausgeschieden. Der Verbrauch von HCO_3^- steigt nun im Rahmen der Kompensationsversuche an. Es entwickelt sich eine renale metabolische Azidose.

> *Bereits bei einer 50%igen Ein-schränkung der Nierenfunktion, wie sie bei älteren Menschen häu-fig gefunden wird, kann das noch funktionsfähige Restgewebe die sauren Valenzen nicht mehr voll-ständig ausscheiden. Es kommt zur schleichenden Entwicklung ei-ner metabolischen Azidose.*

Die proximale renale tubuläre Azidose (RTA) ist ebenfalls gekenn-zeichnet durch eine unzureichende H^+-Ionen-Elimination durch die Niere. Die RTA ist begründet durch eine Störung der Na^+-abhängi-gen Resorptions- und Sekretionsvorgänge, wobei auch die Proto-

47

nen Sekretion bzw. HCO_3^- - Resorption betroffen ist. Häufig lässt sich eine Glukosurie und Phosphaturie sowie der renale Verlust von Aminosäuren und niedermolekularen Proteinen nachweisen. Der pH-Wert des Urins reagiert sauer und erscheint somit unauffällig.

Die distale renale tubuläre Azidose ist gekennzeichnet durch Transportstörungen im Bereich distaler Tubulusabschnitte, was sich beispielsweise im Rahmen einer chronischen Pyelonephritis, obstruktiver Uropathien oder auch nach Nierentransplantation beobachten lässt. Aber auch bei Patienten mit Analgetikamissbrauch werden entsprechende Nierenschäden beobachtet. Der pH-Wert des Urins ist nur schwach sauer oder gar alkalisch.

Chronisch renale Azidosen führen zur Mobilisation von Kalzium, Magnesium und Phosphat aus dem Knochen, was letztlich zur renalen Osteodystrophie führt. Die aus dem Knochen freigesetzten Salze dienen der Pufferung nicht ausgeschiedener Wasserstoffionen. Darüber hinaus ist im Rahmen der renalen Störung die Zitratausscheidung vermindert. Zitrat verhindert in der Niere durch Komplexierung mit Kalziumionen die Steinbildung. Somit kommt es gehäuft zur Ausbildung von Nierensteinen.

Die Nieren reagieren auf eine chronische Azidose mit einer Nierenvergrößerung infolge Tubulushypertrophie. Aufgrund der oben beschriebenen Einschränkung der Ammoniak-Entgiftung werden im Rahmen der Komplementaktivierung Entzündungssprozesse initiiert, die eine tubolointerstitielle Infiltration und spätere Fibrose nach sich ziehen. Es entwickeln sich vermehrt zystische Veränderungen und letztlich eine Progression der Nierenschädigung.

4.3.1.3. Aktuelle Diagnostik renaler Störungen

Da viele Nierenerkrankungen letztlich zu einer Verminderung funktionsfähiger Glomeruli führen, werden im Rahmen der Kompensation die noch intakten Funktionseinheiten verstärkt in Anspruch genommen, was fatalerweise aber das Fortschreiten der Erkrankung beschleunigt. Letztlich lässt sich die Restkapazität bzw. die noch funktionierende Gesamtoberfläche des kompensierenden Parenchyms messen. Allerdings muss hier berücksichtigt werden, dass die kompensatorische Erhöhung des effektiven intraglomerulären Drucks – d.h. die Hyperfiltration der Restnephrone – für geraume Zeit das Absinken des sog. Filtrationskoeffizienten maskieren kann. Aus diesem Grund ist es bedeutsam, mehrere Nierenparameter gleichzeitig zu bestimmen.

Der Beurteilung der glomerulären Filtrationsrate zur Einschätzung der Nierenfunktion ist von übergeordneter Bedeutung in der Nierendiagnostik. Die glomeruläre Filtrationsrate definiert das Volumen des Glomerulusfiltrats pro Zeiteinheit. Sie ist abhängig vom effektiven Filtrationsdruck sowie vom Filtrationswiderstand der Glomerulusmembran (deren Dicke, Fläche, Porengröße). Beim Menschen beträgt sie ca. 125 ml/Min. bzw. 180 l/Tag (das entspricht dem 60-fachen Plasmavolumen). Zwischen dem 20. und 90. Lebensjahr kommt es zu einer ca. 35%igen Abnahme der Filtrationsleistung. Die Bestimmung der glomerulären Filtrationsrate erfolgt indirekt anhand der Clearance von Substanzen, die ausschließlich und frei, d.h. uneingeschränkt filtriert, jedoch nicht rückresorbiert oder sezerniert und auch nicht in der Niere verstoffwechselt werden (z.B. Inulin, Polyfructosan S). Somit ist das Verfahren umständlich und wird zu selten eingesetzt. Die moderne Labormedizin bietet inzwischen einfach zu handhabende Serum- und Urinparameter, die der bisherigen Erfassung der glomerulären Filtrationsrate sogar überlegen sind.

Cystatin C
Cystatin C ist ein Cystein-Protease-Inhibitor (schützt die Aminosäure Cystein vor eiweißspaltenden Enzymen) und gilt als sensitiver endogener Marker der glomerulären Filtrationsrate, der auch bereits leichte Einschränkungen der Nierenfunktion erfasst. Cystatin C unterliegt einer konstanten Neubildung. Es wird in allen kernhaltigen Zellen synthetisiert. Cystatin C wird frei von der gesunden Niere filtriert, tubulär rückresorbiert und abgebaut. Die Serumkonzentration hängt deshalb ausschließlich von der glomerulären Filtrationsleistung der Niere ab. Bei Tubulus-Dysfunktionen ist die Absorption beeinträchtigt und Cystatin-C wird mit dem Urin ausgeschieden. So gilt die Cystatin-C-Bestimmung im Urin als ein Maß für die Tubulus-Dysfunktion (der proximale Tubulus ist der Hauptort der aktiven Rückresorptionsvorgänge i. d. Niere;

schon hier wird unter physiologischen Bedingungen die gesamte Glucose und zwischen 10 und 30 g Eiweiß täglich aus dem Ultrafiltrat zurückgewonnen).

Cystatin C bietet die höchste diagnostische Aussagenkraft, eine reduzierte glomeruläre Filtrationsrate anzuzeigen – auch im sog. kreatininblinden Bereich. Aufgrund der problemlosen Präanalytik (nur eine Serumprobe, keine langen Urin-Sammelperioden mit den damit verbundenen Fehlerquellen), der einfacheren Interpretation sowie der ausgeprägten Unempfindlichkeit gegenüber Störeinflüssen ist der Parameter den üblichen Kreatinin-Clearance-Verfahren sowie der Kreatininbestimmung überlegen.

Die Cystatin-C-Konzentration ist unbeeinflusst von:
• Geschlecht
• Muskelmasse
• Alter (Kinder > 1 Jahr haben Erwachsenen-Werte)
• Protein-Aufnahme
• Metaboliten, die die Kreatininbestimmung stören: z.B. Bilirubin, Ketone, erhöhte Glucose-Werte
• Akute-Phase-Reaktionen
• Medikamente, die mit der Kreatininbestimmung interferieren (z.B. Cyclosporin A, Cephalosporine, ASS)

Protein-Diagnostik
Die Proteinurie ist neben der Hämaturie der häufigste Befund bei Erkrankungen der Nieren. Der Nachweis einer Proteinurie erfolgt zunächst üblicherweise qualitativ (= ja / nein?) mit Hilfe des Teststreifens. Bei positivem Ergebnis muss eine quantitative Gesamteiweißbestimmung (wieviel?) angeschlossen werden. Beide Methoden weisen Mängel hinsichtlich ihrer Empfindlichkeit auf, d.h. geringe, aber dennoch alarmierende Proteinerhöhungen werden mit diesen Methoden nicht angezeigt.

Um eine hohe diagnostische Aussage hinsichtlich der Proteinurie zu erhalten, genügt es nicht, die Gesamtmenge der mit dem Harn ausgeschiedenen Proteine zu erfassen. Vielmehr ist es notwendig, auch deren Art und Zusammensetzung zu untersuchen.

Somit mussten Techniken entwickelt werden, mit deren Hilfe Einzelproteine auch bei entsprechend niedrigen Konzentrationen erfasst und differenziert werden können. Die klassische, im Jahre 1972 erstmals eingeführte *elektrophoretische Trennung mittels SDS-Page* (SDS-Urin-Eiweißelektrophorese) erlaubt aber keine quantitative Auswertung und ist aufgrund der fehlenden Automatisierbarkeit für das Labor relativ aufwendig. Inzwischen existieren Methoden zur immunchemischen Bestimmung von einzelnen Leitproteinen im Harn. Hierbei werden einzelne Proteine mit Hilfe von monospezifischen Antikörpern erfasst und quantitativ bestimmt.

Die unterschiedlichen Proteine, die auf diese Weise nachweisbar sind, können entsprechend ihrer Molekulargröße den unterschiedlichen Nierenkompartimenten zugeordnet werden: somit öffnet sich ein weiteres diagnostisches Fenster in der Nierendiagnostik. Die anteilmäßige Differenzierung der Proteine in klein-, mittel- und hochmolekular ermöglicht also eine Aussage über die Art bzw. den Ort der Erkrankung, womit sich an Hand des spezifischen Ausscheidungsmusters prärenale, renale und postrenale Proteinurien präzise unterscheiden lassen. Hinsichtlich der renalen Störungen kann sogar in glomeruläre, tubuläre und Mischformen unterschieden werden.

Es hat sich in den letzten Jahren gezeigt, dass im Wesentlichen drei Leitproteine zur Nierendiagnostik herangezogen werden sollten:

IgG
IgG gehört zu den hochmolekularen Proteinen und zeigt Störungen der glomerulären Molekularsiebfunktion an.

Albumin
Vertreter der mittelgroßen Proteine. Albumin zeigt Störungen der glomerulären Anionenfilterfunktion an.

Alpha-1-Mikroglobulin
α-1-Mikroglobulin gehört zu den niedermolekularen Proteinen und zeigt Störungen der tubulären Reabsorption an.

Zur Untersuchung der Leitproteine eignet sich in besonderem Maße der „zweite Morgenurin", was die Akzeptanz der Methode erheblich verbessert. Der zweite Morgenurin wird gewöhnlich vom nüchternen Patienten als die zweite Urin-Tagesportion im Laufe des Vormittags gewonnen. Ernährungslage (nüchtern) und Sammeldauer (vom Aufstehen bis zur Probennahme) sind unter diesen Bedingungen bei mitteleuropäischen Lebensgewohnheiten relativ standardisiert. Als größter Störfaktor gilt der Frühsport, der einerseits zu einer relativen Exsikkation führt, andererseits eine belastungsinduzierte Proteinurie hervorrufen kann. Sport sollte somit am Tag der Probengewinnung vermieden werden.

4.3.2. Pathophysiologie
Unter physiologischen Umständen werden Proteine > 67.000 D

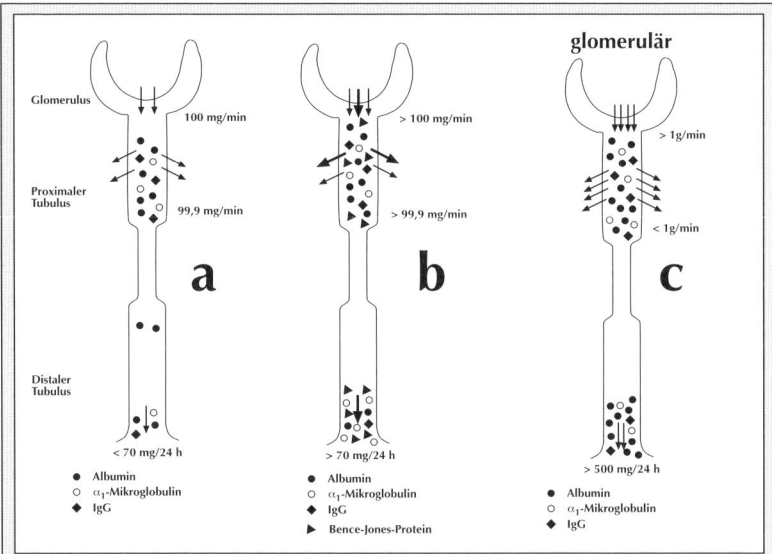

Abb. 8 a: Physiologisch   b: Prärenale Proteinurie: die erhöhte Ausscheidung von Proteinen ist durch eine Zunahme kleinmolekularer Proteine **im Blut** bedingt (Bence-Jones-Proteinurie bei Plasmozytom, Myoglobinurie, z.B. nach Infarkt, Chrush-Syndrom, nach schwerer körperlicher Arbeit).

c: Glomeruläre Proteinurie: Veränderungen der elektrostatischen Filterfunktion bzw. strukturelle Änderungen der **Basalmembran** (z.B. im Rahmen einer Entzündung) führen zu einem vermehrten Durchtritt von Proteinen > 67.000 D. Beim Überschreiten der Proteinrückresorptionskapazität kommt es zu einer glomerulären Proteinurie.

(Albumin) durch die glomeruläre Basalmembran zurückgehalten und nur zu einem geringen Anteil glomerulär filtriert. Proteine mit einem Molekulargewicht < 40.000 D können die Basalmembran nahezu frei passieren (Abb. 8 a). Unter pathologischer Proteinurie wird eine Eiweißausscheidung über 150 mg / 24 Stunden verstanden. Hierbei werden folgende Formen unterschieden (Abb. 8 b-f):

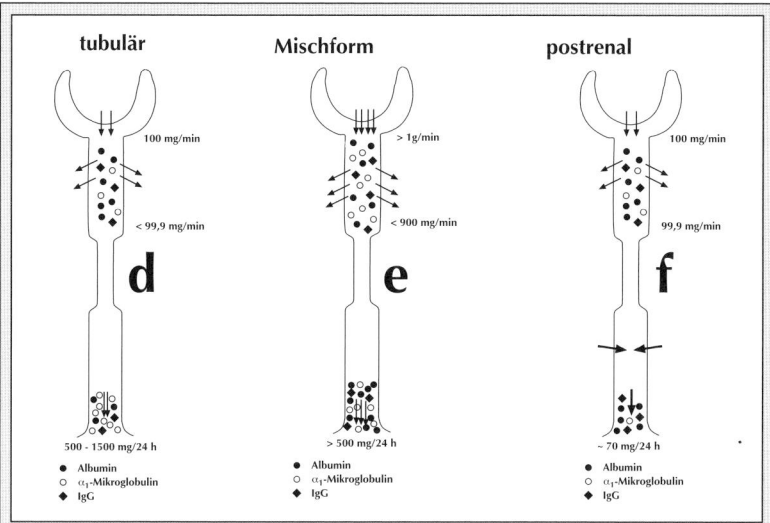

Abb. 8 d: Tubuläre Proteinurie: sie entsteht durch Störungen der **tubulären** Rückresorptionsmechanismen bezüglich Harnproteinen mit einem Molekulargewicht unter 50 kDalton (kleinmolekulare Proteine).

e: Mischform bei fortgeschrittenem Prozess

f: Postrenale Proteinurie: hier werden Serumproteine > 250.000 D vermehrt mit dem Urin ausgeschieden. Diese Form der Proteinurie wird bei **postglomerulären Blutungen und bei Entzündungen im Bereich der ableitenden Harnwege** gefunden.

53

4.4. Diabetische Ketoazidose

Keto(n)körper (ein Sammelbegriff für Acetessigsäure, Hydroxy-buttersäure und Aceton) entstehen beim Fettsäureabbau und werden normalerweise in den Mitochondrien abgebaut. Eine erhöhte Verweildauer im Blut bzw. eine erhöhte Synthese führt zur Acetonämie. Eine Ketoazidose entsteht, wenn vermehrt freie Fettsäuren metabolisiert werden, was bei einer unzureichenden Glukosebereitstellung, z.B. im Rahmen des Diabetes mellitus oder während Hungerphasen, der Fall ist. Der Vorgang ist als „Not-Energie-Versorgung" zu verstehen. So kann beispielsweise das Gehirn Ketonkörper als Energielieferanten nutzen, wenn aufgrund des Insulinmangels die Glucoseeinschleusung in die Zellen nicht möglich ist.

> *Die unzureichende intrazelluläre Glukosebereitstellung führt zur Keto-azidose.*
> *Eine Ketoazidose ist meist bei jüngeren Typ-I-Diabetikern, die schlecht eingestellt sind, nachweisbar. Auch bei zusätzlichen Erkrankungen (z.B. Infektionen) kann es zu einer unausgeglichenen Energiebilanz mit der Folge einer Ketoazidose kommen.*

Pathomechanismus

Ein Insulin-Mangel, wie er beim Typ-I-Diabetes vorliegt, zieht zur Aufrechterhaltung der Energieversorgung eine Stimulation des fettspaltenden Enzyms Lipase im Fettgewebe nach sich, wodurch die beschriebene Mobilisierung freier Fettsäuren initiiert wird. Zeitgleich steigen die Spiegel der synergistisch wirkenden Hormone (Katecholamine, Glukokortikoide, Wachstumshormon).

In der Leber führt der Insulinmangel zu einer vermehrten Einschleusung der aus der Lipolyse freigewordenen Fettsäuren in die Mitochondrien. Hier werden die Fettsäuren zu Azetessigsäure und β-Hydroxybuttersäure (= Ketosäuren) in einem Verhältnis 1:3 verstoffwechselt. Die Ketosäuren werden zusammen mit H^+ in die extrazelluläre Flüssigkeit abgegeben, wo es zu einem vermehrten Bikarbonatverbrauch kommt, der letztlich zu einem

> *Insulin signalisiert dem Körper, Energie zu speichern und Brennstoffe nicht freizusetzen. Insulinmangel sowie die Wirkung von ACTH, Katecholaminen (Adrenalin) und Glukagon bewirken das Gegenteil.*

pH-Wert-Abfall führt. Der Schweregrad der Ketoazidose wird nicht nur durch die Produktion, sondern auch vom Ketosäureabbau (findet im Gehirn und in der Niere statt) bestimmt.

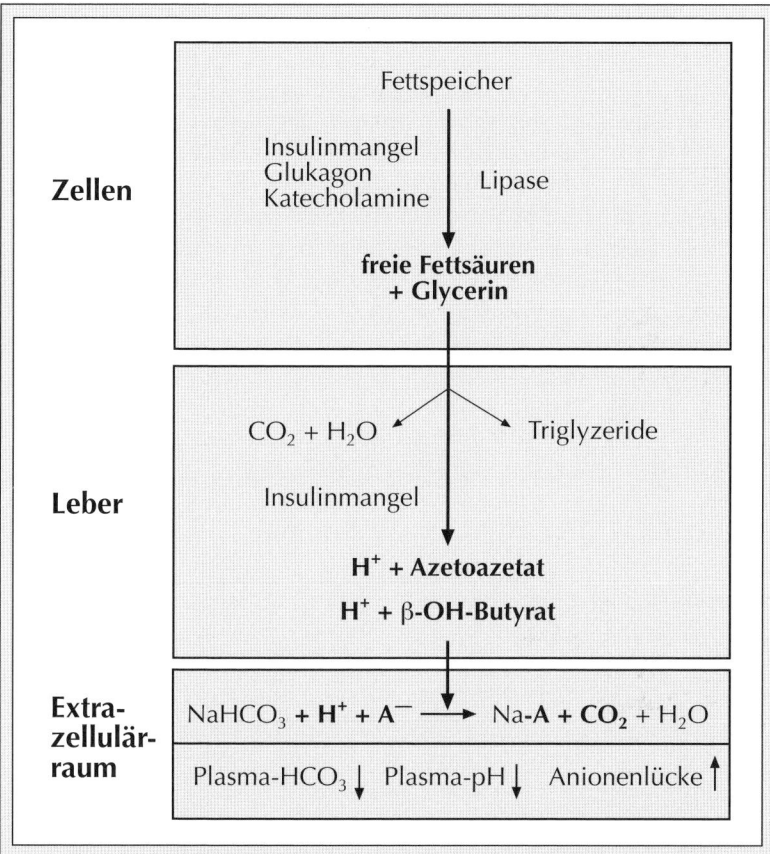

Abb. 9: Entstehung der Ketoazidose. Die bei Insulinmangel, Glukagon- und Katecholaminüberschuss vermehrt ablaufenden Reaktionen sind durch fette Pfeile gekennzeichnet. A = Azetoazetat bzw. β-OH-Butyrat (mod. n. Narins RG et al., 1987)

4.5. L-Laktat-Azidose

Laktat-Azidosen zählen zu den Additionsazidosen und stellen vielleicht die häufigste Form der metabolischen Azidosen dar. Laktat-Azidosen sind entweder auf eine übermäßige Bildung von Laktat (Milchsäure) zurückzuführen (rasche Entstehung) oder beruhen auf einer gestörten Laktat-Elimination (oftmals hepatogen bedingt; langsame Entstehung). Auch ein Vitamin-B_1-Defizit kann über eine Verminderung des Laktatabbaus zu einer Laktat-Azidose beitragen.

Typ-A-Laktatazidose: Eine erhöhte Lakatatbildung entsteht im Rahmen einer anaeroben Energiegewinnung. Folglich können so verschiedene Umstände wie ein generalisierter Sauerstoffmangel im Rahmen pulmonaler oder kardialer Erkrankungen, eine ausgeprägte Anämie oder auch körperliche Extremleistungen zu einem vermehrten Laktatanfall führen. Die Milchsäure verlässt gemeinsam mit H^+ die Zellen und führt somit im Extrazellularraum zu einem Verbrauch des puffernden Bikarbonats. Der pH-Wert fällt ab. Die Glykolyse, die Energieerzeugung ohne Sauerstoff, umfasst zahlreiche enzymatische Reaktionen, bei denen ein Molekül Glukose letztlich in zwei Moleküle Pyruvat gespalten wird. Die direkte Energieausbeute dieser Reaktionsfolge ist gering: pro gespaltenem Glu-kosemolekül werden nur zwei Moleküle ATP regeneriert. Unter Sauerstoffmangel können insbesondere die Skelettmuskelzellen Pyruvat nicht weiterverwerten; es wird zu Laktat umgewandelt und gelangt via Kreislauf in die Leber (allerdings können Herzmuskelzellen bei schwerer Arbeit einen Teil ihres Energieverbrauchs aus Laktat decken). Bei Fortbestehen der unphysiologischen Situation bzw. übermäßiger körperlicher Belastung (z.B. Extremsport bzw. falsches Training) in Verbindung mit Sauerstoffschuld der überforderten Muskulatur kann der Laktatanfall so groß werden, dass die Pufferkapazität des Blutes überschritten wird und der pH-Wert absinkt.

Eine Typ-B-Laktatazidose entsteht bei normaler Sauerstoffversorgung der Gewebe im Rahmen von Stoffwechselentgleisungen und ist somit ebenfalls bei Diabetikern durch Insulinmangel zu beobachten, da die Einschleusung von Pyruvat in den Zitratzyklus gestört ist. Weiterhin können laktatproduzierende Tumoren (Lymphome, Morbus Hodgkin, Sarkome, Bronchialkarzinome) zu einer Laktat-Azidose führen.

5. Die latente Azidose oder Gewebsazidose

5.1. Das System der Grundregulation

Um das Phänomen der latenten Azidose besser verstehen zu können, soll hier zunächst die Bedeutung des mesenchymalen Systems bzw. der Grundsubstanz dargestellt werden.

Die aus dem Mesenchym entstandene Grundsubstanz ist ein lockeres, hochkompliziert zusammengesetztes System aus Eiweiß- und Zuckerstoffen. Es ist sehr flüssigkeitsreich (Extrazellularflüssigkeit) und stellt die entscheidende Verbindung zwischen Blutgefäßen und Organzellen her. Bei einem Erwachsenen finden wir ca. 18 kg dieses Stütz- und Transitgebildes.

Die funktionelle Bedeutung der Grundsubstanz ist im Wesentlichen darin zu sehen, dass durch sie hindurch der gesamte Stofftransport in beiderlei Richtungen zwischen Blutgefäß einerseits und den Organzellen andererseits erfolgt. Durch viele Regulationsvorgänge über Nerven, Hormone, Organzellen und Bindegewebszellen wird pausenlos die physikalisch- chemische Zustandsform verändert und dem Bedarf angepasst. So wird der Stofftransport hemmend oder fördernd beeinflusst. Ein großer Teil immunologischer Vorgänge findet hier statt. Im sog. Zelle-Milieu-System spielen sich letztlich alle Regulationen ab, die Leben erst ermöglichen. Die Grundsubstanz „ernährt" somit jede einzelne Organzelle und hält das lebensnotwendige Milieu aufrecht, ganz so, wie das Meerwasser das Regulationssystem des Einzellers darstellt.

Die Grundsubstanz ist ubiquitär und wird durch ein Geflecht an vegetativen Nervenfasern durchzogen. Diese Nervenfasern geben steuernde Substanzen ab (Hormone bzw. Neurotransmitter wie Noradrenalin und Acetylcholin), die z.B. das im Bindegewebe eingelagerte Mikroblutgefäßsystem (Kapillarnetz) regulieren, wodurch wiederum Einfluss auf einen gleichmäßigen Wassergehalt und den osmotischen Druck im gesamten Extrazellulärraum genommen wird. Aber auch die hier eingelagerten Zellen haben einen steuernden Einfluss auf das Milieu. So können sich bestimmte Zellen auflösen (Leukolyse), um mit den frei werdenden Zellinhaltsstoffen regulierend in das Mesenchym einzugreifen. Auch die Immunleistung wird auf diesem Wege aktiviert. Alles ist so aufeinander abgestimmt, dass stets ein Gleichgewicht, genau genommen ein Fließgleichgewicht gewährleistet ist. Viele Vorgänge, die im Krankheitsfalle als Symptome imponieren, sind lediglich Ausdruck einer intensiven Gegenregulation im Bereich der Grundsubstanz mit dem Ziel, wieder Ordnung und Gleichgewicht herzustellen.

Da weder die Endigungen des vegetativen Nervensystems noch die feinsten Haargefäße (Kapillaren) oder die Lymphgefäße eine direkte Verbindung zu den Organzellen haben, liegt eine weitere Besonderheit des Grundsystems darin, dass es als Vermittler Transport und Kommunikation gewährleistet. Somit hängt der Verlauf von notwendigen Regulationsvorgängen (z.B. akute Reaktionen, chronische Veränderungen) immer vom Zustand des weichen Bindegewebes ab.

Es ist verständlich, dass Störungen in diesem komplexen System zu Problemen führen müssen. Bei fast allen chronischen Erkrankungen kommt es denn auch zu Reaktionen und Veränderungen der Bindegewebsfunktion, mehr noch, viele Erkrankungen entstehen primär durch eine Dysfunktion des „Mutterorgans" Mesenchym. Die im Volksmund als Verschlackungsprozesse beschriebenen Phänomene beeinträchtigen die Transitfähigkeit des Mesenchyms für Stoffwechselrückstände, so dass diese zunehmend kumulieren. Bis zur endgültigen Entsorgung bleiben die Rückstände und Toxine ähnlich eines Depots zunächst liegen und nehmen in dieser Zeit Einfluss auf die Grundregulation, was zu mannigfachen Folgestörungen führen kann. Als „Stoffwechselschlacken" wären hier beispielsweise

Als Maladaption bzw. Maladaptionsphase bezeichnet man die Funktionseinschränkung (Blockierung) der Grundregulation, wie sie sich häufig bei zivilisationsgeschädigten Patienten jenseits des 50. Lebensjahres als Multimorbidität oder chronische Erkrankung manifestiert.

Immunglobuline, Lipoproteine, Fibrinogen-Komplement, Albumin, Aminosäuren, Defekt- und Fremdantigen-Proteine, Harnsäure, Cholesterin, Xenobiotika oder Kohlenmonoxid-Hämoglobin zu nennen. Durch eine zunehmende Verlegung der Transitstrecken entwickeln sich Störungen der Mikrozirkulation, die letztlich auch zu einer Absenkung des Gewebe-pH-Wertes führen. Eine Gewebsazidose verschlechtert wiederum auf vielfältige Weise die Regulationsfähigkeit wie beispielsweise die lokale Immunkompetenz (siehe Kasten). Eine auf diesem Wege initiierte Entzündung (z.B. im Sinne eines Zahnherdes) wirkt nun auf dem Boden einer zementierten Funktionseinschränkung als Dauerbelastung, die zunehmend das gesamte Grundsystem zur Reaktion zwingt. Fernwirkungen (Zahnherd macht Schmerzen im Knie) lassen sich so erklären. Da Herdgeschehen „stumm" verlaufen können, müssen am eigentlichen Ausgangspunkt des Geschehens, dem Zahnherd, keine Beschwerden auftreten. Statt dessen stellen sich zunehmend andere Erkrankungen und Symptome ein: Schmerzen, Herzrhythmusstörungen, Allergien usw. Wird ein solchermaßen belastetes Grundregulationssystem nun mit einer zusätzlichen Einwirkung konfrontiert, kann es im Sinne des sog. Zweitschlages zu einem vollständigem Zusammenbruch der Regulationen und damit der Selbstheilungskräfte kommen. Ein solcher Zweitschlag kann durch einen akuten Infekt, plötzlichen Stress oder eine toxische Belastung charakterisiert sein.

Ein permanentes Überangebot an Stoffwechsel-, Ernährungs- und Umweltgiften sowie sog. Defektproteine (z.B. Kohlenmonoxid-Hämoglobin bei Rauchern) zieht eine „Erstarrung" des Bindegewebes (Gelzustand) nach sich. Diese Strukturveränderung führt zu einer zunehmenden Funktions- und Regulationseinbuße mit den gleichen Auswirkungen wie oben beschrieben. Die Halbwertszeit der Schlackenstoffe wird dadurch von ca. 14 Tagen auf u. U. Jahre verlängert. Der Stoffaustausch der Organzellen wird zunehmend gefährdet und verlangsamt, so dass Parenchymschäden entstehen. Das Immunsystem wird in seiner Funktion behindert, es kommt zu immunologischen Fehl- oder Minderleistungen: Infektanfälligkeit, rezidivierende Pilzinfektionen, allergische Reaktionen, Kontrollverlust der Zellteilung (Entartungen). Wird dieser Zustand nicht durch geeignete Maßnahmen geändert, beginnt ein Teufelskreis. Mit zunehmender Verschlackung des Grundsystems entwickelt sich ein hypoxischer Zustand mit nachfolgender Gewebsazidose. Zustand und Funktion der Mikrogefäße und der Transitstrecke verschlechtern sich abermals. Von besonderem Interesse sind in diesem Zusammenhang toxische Schwermetalle. Bilanzstudien zeigen im Basenüberschuss eine signifikante Mehrausscheidung toxischer Elemente wie Blei, Kadmium und Zinn im Urin, so dass eine Basentherapie auch interessante Möglichkeiten hinsichtlich einer Schwermetallentgiftung eröffnet (*Heinitz*).

5.2. Mechanismen und Auswirkungen

Der als latente Azidose bezeichnete Zustand bezieht sich nicht auf den Blut-pH-Wert, dessen Veränderung bzw. Entgleisung prinzipiell ernsthafte Komplikationen nach sich zieht bzw. sich aus ernsthaften Störungen heraus entwickelt. Somit würden im Rahmen der *latenten Azidose* entsprechende Blut-pH-Messungen immer unauffällig ausfallen, da die Pufferkapazitäten des Organismus in diesem Zustand noch lange ausreichen, physiologische Verhältnisse im strömenden Blut aufrecht zu erhalten. In diesem Zusammenhang sei erwähnt, dass die von manchen Instituten angebotenen Blut-pH-Messungen aus venösem Blut, welches via Postweg versandt wird, als grober Unfug bezeichnet werden müssen*! Die latente Azidose ist vielmehr dadurch charakterisiert, dass eine Verringerung der Gesamtpufferkapazität durch vermehrte Inanspruchnahme der Pufferbasen vorliegt. Die Messungen der Blutparameter zur Beurteilung des Säure-Basenhaushaltes stellen nur eine Momentaufnahme dar und können keinen Aufschluss darüber geben, wie viel Säure durch das Gesamtmilieu in einer bestimmten Zeit geschleust wird. Derzeit gibt es noch kein Verfahren, um die totale Säurebindungskapazität des Bindegewebes und der Intrazellularräume zu messen. *Vorman et al* berichten, dass bei Ratten, die mit säurereicher Nahrung gefüttert wurden, ein intrazellulärer Anstieg der Säurekonzentration bei weitgehend stabilen Blut-Parametern nachgewiesen werden konnte. In diesem Zusammenhang ist die Beobachtung, dass bei latenter Azidose die intrazellulären Magnesiumspiegel absinken, interessant. Die Serum-Magnesium-Spiegel zeigten keine Abweichungen. Die Autoren beschreiben ähnliche Mechanismen, wie sie vom Element Kalium bekannt sind: ein zunehmender Einstrom von H^+-Ionen in die Zelle führt zu einer verstärkten Magnesium-Diffusion in den Extrazellularraum. Wird andererseits die Menge der intrazellulären H^+-Ionen reduziert, strömt Mg wieder in die Zelle zurück. Dementsprechend kommt es zu einem kurzfristigen Absinken der Serum-Magnesium-Spiegel als Ausdruck einer Kompartimentverschiebung. Hinweis: die differenzierte Messung von Mineralstoffen und Spurenelementen im Serum/Plasma sowie in den Erythrozyten ist heute problemlos möglich.

Da eine leichte, chronische Säurebelastung durch kompensatorische Alkalifreisetzung aus den Knochen neutralisiert wird, haben *Alpern* und *Sakhaee* die Hypothese der „eubikarbonatämischen metabolischen Azidose" entwickelt. Die Autoren postulieren, dass die Mechanismen zur Kompensation der latenten Übersäuerung zu klinisch relevanten Störungen und signifikanter Morbidität führen. Hier zählt also nicht der im Blut nur unter fortgeschrittenen azidotischen Verhältnissen nachweisbare Bikarbonatmangel, sondern die vermehrte Säurebildung als solche in Verbindung mit den Folgeproblemen, die durch Kompensationsmechanismen verursacht werden.

Besonders gefährdet sind ältere Menschen, die unter einer latenten Nierenschwäche leiden, weil keine ausreichende Neubildung von Hydrogenkarbonat (= Bikarbonat, = HCO_3^-) durch die Niere stattfindet. Diese Patienten geraten schnell in einen Circulus vitiosus, weil durch den Mangel an Hydrogenkarbonat eine Azidose entsteht, die die Nierenfunktion zusätzlich belastet. Dieser Aspekt wird bei der Therapie der Niereninsuffizienz – auch von der Schulmedizin – sehr häufig vernachlässigt. Ohnehin gilt zu beachten, dass die Säure-Basen-Regulation eines 75-Jährigen nur noch 25% der Kapazität eines 30-Jährigen erreicht! Folglich ist der latenten Azidose bei älteren Patienten besondere Aufmerksamkeit zu schenken, da der Entsäuerung auch eine bedeutende Rolle im Rahmen von Anti-Aging-Stra-

Die Optimierung des Säure-Basenhaushaltes gehört unbestritten ebenfalls zu den Maßnahmen, die das System der Grundregulation wesentlich beeinflussen und durchaus im Stande sind, nicht nur Krankheitstendenzen im Sinne präventiver Maßnahmen zu korrigieren, sondern auch der komplementären Behandlung zahlreicher chronischer Erkrankungen äußerst dienlich ist.

tegien zukommt.

Der wünschenswerte Einblick in diese Gesamtbasenreserve bzw. dessen Beurteilung ist ein nicht ganz einfaches Unterfangen und so werden die heute diesbezüglich zur Verfügung stehenden Methoden kontrovers diskutiert. Die praktische Erfahrung zeigt jedoch den hohen Nutzen beispielsweise der Säure-Basentitration nach Sander zur Einschätzung der Pufferreserven bei chronisch belasteten Patienten auf.

Die Erhaltung einer suffizienten Pufferkapazität bzw. ausgeglichenen Säure-Basen-Situation ist einerseits von einer bedarfsgerechten Basenzufuhr und andererseits von einer limitierten Säureproduktion bei ausreichender Eliminierungskapazität abhängig. Es lässt sich rasch erkennen, dass es in unterschiedlichen Bereichen zu Störungen des Gleichgewichtes kommen kann:

• unzureichende Basenzufuhr
• übermäßige Säurezufuhr
• unzureichendes Basenrecycling
• übermäßige Säureproduktion
• unzureichende Säureausscheidung
• latenter Basenverlust

5.2.1. Ernährung: Unzureichende Basenzufuhr / übermäßige Säurezufuhr

Die heute übliche Zivilisationskost ist verarmt an basischen Valenzen und besteht zu einem hohen Prozentsatz aus Nahrungsmitteln, die einen erhöhten Säureinput mit sich bringen. Überwiegend raffinierte Kohlenhydrate, deren Basenlieferanten einerseits entfernt wurden (Mineralien), die andererseits aber auch aufgrund der qualitativ unbefriedigenden Agrarwirtschaft gar keinen nennenswerten Beitrag mehr zur Mineralstoffversorgung leisten könnten, wären hier zu nennen. Im Wesentlichen ist aber der Verzehr von tierischem Eiweiß für die endogene Säurebildung verantwortlich. Demgegenüber steht ein unzureichender Konsum an Obst und Gemüse. In diesem Zusammenhang sei erwähnt, dass organische Säuren in gesunden Lebensmitteln keine negative Auswirkung auf den Säure-Basenhaushalt haben. So wird beispielsweise die rechtsdrehende Milchsäure in der Leber zu Basen verstoffwechselt, mithin zu den physiologischen Basenlieferanten gezählt.

Alkalisierende Nahrungsmittel sind vorwiegend pflanzliche Nahrungsmittel, da sie einen hohen Gehalt an Kationen (Kalium, Kalzium, Magnesium) aufweisen, während die proteinreichen Lebensmittel aufgrund des hohen Gehalts schwefelhaltiger Aminosäuren zu den Säurebildnern zählen. Somit wird deutlich, dass die in unseren Breiten übliche Mischkost zwangsläufig zu einem Protonenüberschuss führt, den die Nieren kompensieren müssen. Nach wissenschaftlichen Erkenntnissen ist es selbst bei einer maximal „sauren" Ernährung nicht möglich, die säureausscheidende Kapazität gesunder Nieren zu überfordern. Damit ist allerdings keineswegs gesagt, dass eine dauerhaft säureüberladene Kost nicht dennoch zu Problemen führt. Voraussetzung für die renale Protonenausscheidung ist natürlich, dass die sauren Valenzen die Niere erreichen. Wie bereits dargestellt, können bei entsprechenden Umständen Protonen im Bindegewebe oder intrazellulär (Kaliumdefizit) zurückgehalten werden. Andererseits gilt zu beachten, dass unabhängig von dem Problem der Gewebsazidose auch bereits bei einer milden metabolischen Azidose die Kalziumausscheidung im Urin ansteigt.

Die Beeinflussung der Säureausscheidung durch externe Basenzufuhr über die Ernährung führt zu einer Abnahme der endogenen Säureproduktion und entsprechend zu einem Rückgang der ernährungsbedingten metabolischen Azidose. Durch Erhöhung der Basenzufuhr lässt sich auch der renale Stickstoffverlust verhindern. Dieser stammt aus einem gesteigerten Muskelabbau, der durch eine milde Azidose versucht wird. Die Neutralisation der Netto-Säureausscheidung kann so dem im Alter auftretenden Muskelschwund vorbeugen.

Bei Patienten, die an Hypercalciurie mit Kalzium-Nephrolithiasis litten, führte alleine eine Begrenzung der täglichen Proteinzufuhr zu einem signifikanten Anstieg des Blut-pH-Wertes (pH 7,34 --> pH 7,37), was sich erwartungsgemäß positiv auf die Kalziumbilanz auswirkte: die renale Kalziumelimination sank, die Zitratkonzentration* im Urin stieg an, während die Oxalatkonzentration ebenfalls sank. Demnach kann das Nierensteinrisiko durch eine basische Kost empfindlich beeinflusst werden (*Giannini et al.,* 1999). * Hohe Zitratmengen im Urin entziehen Kalzium durch Komplexierung, so dass die Kalziumoxalatsteinbildung verhindert wird.

Der Genuss von Kaffee und schwarzem Tee führt nachweislich ebenfalls zu einer Ansäuerung des Urins, mithin werden sie zu den Säurebildern gezählt. Verwirrend ist allerdings, dass beide Getränke kaum Stoffe enthalten, bei deren Abbau Protonen entstehen. Möglich wäre, dass Kaffee oder Schwarztee (und vielleicht auch andere Nahrungsmittel) eine Mobilisierung abgelagerter Säuren bewirken.

Laut DGE kommt es bei „normaler Kost" zu einem Säure-Überschuss von etwa 50 – 80 mmol/Tag oder anders dargestellt, zu einer Unterversorgung mit basenüberschüssigen Nährstoffen in Höhe von ca. 50 – 80 mEq (Milliequivalent).

In den Medien wird immer wieder von der Atkin´s-Diät berichtet, die von Normalgewichtigen, Übergewichtigen und fettleibigen Personen zur Gewichtsreduktion über mehrere Wochen eingesetzt wird. Die Atkin´s-Diät basiert im Sinne einer *low-carbohydrate, high-protein-diet* (LCHP-Diät) auf einer strengen Beschränkung der Kohlenhydrataufnahme. Während der ersten zwei Wochen der Diät wird die Kohlenhydratzufuhr auf 20 g pro Tag oder weniger reduziert, später wird diese Vorgabe wieder gelockert. Keine Einschränkungen gelten für den Protein- und Fettverzehr. *Reddy* et. al haben die Auswirkungen einer LCHP-Diät auf den Säure-Basenhaushalt untersucht und ein erhöhtes Risiko für Nierensteine und Knochenentmineralisierung aufgrund einer erheblichen Säurebelastung nachgewiesen. Die Autoren fanden während der Diät einen auffälligen Anstieg der Netto-Säureausscheidung um etwa 50 mEq/Tag. Darüber hinaus sind weitere biochemische Harnparameter von der Säurebelastung betroffen, was sich z.B. in der Abnahme des Urin-pH und der Zitratkonzentration sowie in einem Anstieg der renalen Kalziumausscheidung darstellte. Die erhöhte Kalziumausscheidung wurde nicht durch eine erhöhte intestinale Resorptionsrate kompensiert, so dass eine negative Kalziumbilanz eintritt. Die Autoren kamen zu dem Schluss, dass eine LCHP-Diät das Risiko der Nierensteinbildung und des Knochenabbaus erhöht.

5.2.2. Unzureichendes Basenrecycling
Organische Säuren aus der Nahrung werden - eine optimale Sauerstoffversorgung sowie eine intakte Leber vorausgesetzt - hepato-

gen verstoffwechselt, zu Kohlendioxid abgebaut und ausgeatmet (anorganische Säuren, die aus Proteinen und Zellkernen stammen, können nur über die Nieren ausgeschieden werden). Durch eine unzureichende Leberfunktion und/oder latenten O_2-Mangel sowie eine übermäßige Säurebelastung wird vermehrt pufferndes Bikarbonat gebunden. Eine erhöhte intestinale Toxinaufnahme (z.B. Ammoniak und Fuselalkohol aus dem mikrobiellen Stoffwechsel) belastet die Leber, so dass nicht nur der Bikarbonatverbrauch in der Leber erhöht wird, sondern Bikarbonat vermehrt gebunden bleibt.

5.2.3. Übermäßige Säureproduktion

Echte Azidosen sind üblicherweise mit entsprechend ausgeprägten Symptomen assoziiert und sind in den vorigen Kapiteln besprochen werden. Ein schlecht eingestellter Diabetes, Leberfunktionsstörungen, Sauerstoffmangel sowie eine übermäßige intestinale Säureproduktion im Rahmen von Gärungsprozessen führen zu einem erhöhten Säureanfall. Bedeutsam sind aber auch die eher latenten Störungen wie beispielsweise sympathikotone Reaktionslagen, die u.a. anaerobe Tendenzen fördern. So kann auch ein als negativ empfundener Stress bei dauerhafter Einwirkung eine latente Übersäuerung fördern. Das Gleiche gilt für körperliche Stresssituationen, die die Reserven des aeroben Stoffwechsels überfordern. Unprofessionelles Sport- bzw. Fitnesstraining zwingt den Organismus zur anaeroben Energiegewinnung mit der Folge einer Laktatazidose. Dieser Umstand kann bei regelmäßigem Falschtraining zu entsprechenden Stoffwechselbelastungen führen. Die Situation wird oftmals durch einen nicht korrigierten Mehrbedarf an Mikronährstoffen und einer stark erhöhten Generierung von freien Radikalen verschärft.

5.2.4. Unzureichende Säureausscheidung

Der Gesunderhaltung ist regelmäßige und intensive Bewegung sowie intensives Schwitzen dienlich. Durch die weit verbreitete Bewegungsarmut und der daraus resultierenden oberflächlichen Atmungsintensität bleiben wichtige Entsäuerungsmechanismen ungenutzt. Gewebsschlacken und saure Valenzen werden im Rahmen einer der Situation angepassten (reduzierten) Mikrozirkulation angehäuft. Viele orthopädische Beschwerden wie Versulzungen des Bindegewebes, Myogelosen, Muskelschmerzen und Tendopathien lassen sich auf eine Gewebsazidose zurückführen. Da alle nicht-flüchtigen Säuren [H^+] renal eliminiert werden, muss als wichtigste Quelle einer Azidose immer eine eingeschränkte Nierenfunktion abgeklärt werden. Die exakte Bestimmung der glomerulären Filtrationsrate (GFR) ist hierfür erforderlich, weil Kreatinin in Serum und Harn (24h) eine normale Nieren-Funktion noch anzeigen, obwohl die Niere nur noch zu 50 % arbeitet. Die nichtflüchtigen Säuren werden unmittelbar von Bikarbonat gepuffert (siehe 4.3.1.4).

5.2.5. Latenter Basenverlust
Mit dem Stuhl werden täglich ca. 3 mmol Natriumbikarbonat abgegeben. Darüber hinaus kommt es durch die Aktivität der fettsäurebildenden Darmflora im Colon zu einem weiteren Verlust von HCO_3^-. Somit werden dem Organismus ca. 11 – 12 mmol Bikarbonat in 24 Stunden entzogen. Dieser Verlust kann bei Durchfällen drastisch ansteigen, ebenso kann durch ein Aufwuchern der Fäulnisflora der Bikarbonatverbrauch ansteigen. Patienten mit chronischen Durchfällen oder aufgewucherter Fäulnisflora sind somit besonders belastet.

Kommt es z.B. im Rahmen eines Magen-Darminfektes gleichzeitig zum Erbrechen, kann der HCO_3^--Verlust durch eine metabolische Alkalose überlagert werden, bedingt durch den Verlust von Magensäure (kombinierte Säure-Basenstörung).

5.3. Symptome einer latenten Azidose

Die in der Literatur beschriebenen Beschwerden, die in Verbindung mit einer latenten Übersäuerung aufgezählt werden, entsprechen weitgehend dem heute als chronische Befindlichkeitsstörungen bezeichneten Symptomenkatalog. Aber auch immunologische Störungen wie eine erhöhte Allergiebereitschaft werden mit einer latenten Azidose in Verbindung gebracht.

Eine Gewebsübersäuerung erhöht die Schmerzempfindlichkeit bzw. -bereitschaft. Die sog. Procain-Baseninfusion erfreut sich in der Schmerztherapie denn auch zunehmender Beliebtheit (siehe un-

> *Die latente Aziodose geht einher*
> - *mit einem Verbrauch der basischen Puffersubstanzen im Blut, aber noch keiner pH-Veränderung*
> - *mit einer zunehmenden Entmineralisierung und damit einem erhöhten Osteoporose-Risiko*
> - *mit einer Vielzahl unspezifischer Beschwerden*

ter Therapie). Von klinischer Bedeutung sind darüber hinaus die negativen Auswirkungen einer latenten Azidose auf multiple Enzymreaktionen, die allesamt auf einen stabilen Säure-Basenhaushalt angewiesen sind. Unter azidotischen Verhältnissen lassen sich reduzierte Enzymaktivitäten nachweisen. Auch endokrine Störungen, die unter ungünstigen Säure-Basenverhältnissen entstehen, sind beachtenswert. Besonders betroffen sind in diesem Zusammenhang das Wachstumshormon, die Schilddrüsenfunktion, die Insulinsekretion und –wirkung, das Parathormon sowie die Plasmakatecholamine. Ein wesentlicher Mechanismus für hormonelle Störungen durch Azidose ist in einer Veränderung der Hormonbindung an ihre Rezeptoren zu sehen.

Beobachtete Symptome

- Müdigkeit, Erschöpfung, Antriebsschwäche, Konzentrationsstörungen, Schlafstörungen, unspezifische Beschwerden oder sog. Befindlichkeitsstörungen
- erhöhte Schmerzbereitschaft, Neuralgien, Muskel- und Gelenkschmerzen
- erhöhte Allergiebereitschaft
- Entzündliche Reaktionen bzw. erhöhte Infektbereitschaft im Bereich der Schleimhäute sowie der Konjunktiven
- Karies
- Verminderte Bildung von Vitamin D_3 (1,25 $(OH_2)D_3$)
- brüchige Haare und Nägel
- Osteoporose
- Ekzembereitschaft, Juckreiz
- Sodbrennen
- saurer Schweiß
- niedrige Erythropoietin-Response, Neigung zur Anämie
- Hypokaliämie (Tachykardie)

5.4. Azidose und Osteoporose

Besondere Beachtung verdient der Säure-Basenhaushalt hinsichtlich einer erhöhten Knochenabbaurate. Mehrfach wurde das Phänomen der kompensatorischen Entmineralisierung des Knochens im Zusammenhang mit einer ungünstigen Ernährungsform beschrieben. Da der Organismus bei einer Erschöpfung der Pufferreserven auf basische Mineralsalze zurückgreifen muss, werden diese vermehrt aus dem Knochen mobilisiert, was letztlich eine Osteoporose fördert. *Abelow et al.* hat aufgrund epidemiologischer Studien die Hypothese entwickelt, dass in den industrialisierten Ländern die hohe Schenkelhalsfrakturrate älterer Menschen durch eine subklinische Azidose verursacht ist. Die Autoren zeigen auf, dass bei Menschen mit geringer Proteinzufuhr und damit stabileren Säure-Basenverhältnissen die Frakturrrate signifikant niedriger ist. So zeigten Vegetarierinnen in der achten Lebensdekade einen Knochenverlust von nur 18% im Vergleich zu Gemischtköstlerinnen mit 35%.

> *Die Homöostase zur Aufrechterhaltung eines physiologischen pH-Milieus funktioniert bei ungünstiger Lebensweise bzw. bei unerkannter milder Azidose nur auf Kosten des Knochenmineralgehaltes, da eine metabolische Azidose die Freisetzung von Kalzium aus dem Knochen bewirkt, um die überschüssigen Protonen zu puffern.*

Darüber hinaus konnte gezeigt werden, dass eine basische Kost gegenüber der Kontrollgruppe zu einer verbesserten Kalziumbilanz führt (trotz gleicher Kalziumzufuhr): die Kalziumausscheidung über den Urin bei Mischkost liegt höher als die Kalziumzufuhr. Durch Zufuhr eines Basensalzes (Natriumbikarbonat) konnte bei gleicher Ernährung die negative Kalziumbilanz verhindert werden. Diesen Effekt sollte man sich auch in Fastenperioden zu Nutze machen: um die durch das Fasten entstehende Ketoazidose mit der negativen Auswirkung auf die ossäre Kalziumfreisetzung zu verhindern, sollte während der Fastenperiode Natriumbikarbonat substituiert werden.

> *Pflanzliche Nahrungsmittel sind reich an Basen (Bikarbonat) in Form von verstoffwechselbaren organischen Anionen, die dann die aus dem Eiweißstoffwechsel stammenden Säuren neutralisieren können und gleichzeitig Material (Karbonat) für den Knochenaufbau liefern.*

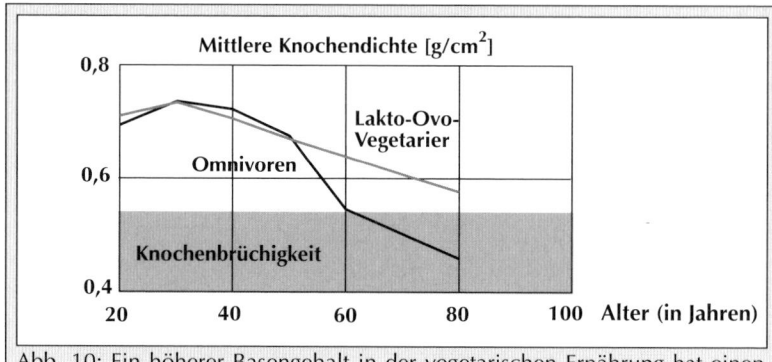

Abb. 10: Ein höherer Basengehalt in der vegetarischen Ernährung hat einen positiven Effekt auf die Knochendichte. (March AG et al., 1988)

In einer weiteren Studie wurden Daten aus 33 Ländern zum Hüftfrakturrisiko bei Frauen über 50 Jahre ausgewertet. Es wurden die jeweiligen landesspezifischen Merkmale zum Pro-Kopf-Verbrauch von tierischen und pflanzlichen Nahrungsmitteln untersucht. Die Länder, die durch ein niedriges Frakturvorkommen auffielen, wiesen den niedrigsten Verzehr von tierischem Protein bei überproportional hohem Konsum pflanzlicher Nahrungsmitteln auf.

Sellmeyer et al. konnte in seinen Untersuchungen diese Zusammenhänge bestätigen. In einer Studie mit 1035 Frauen (> 65 Jahre) wurde während eines Beobachtungszeitraumes von 7 Jahren nachgewiesen, dass ein hoher Anteil tierischer Nahrungsmittel im Vergleich zu pflanzlichen Nahrungsmitteln den Knochenverlust und das Frakturrisiko erhöht: Frauen, die einen hohen Anteil tierischen Eiweißes verzehrten, wiesen allgemein einen höheren Knochenverlust am Oberschenkelhals sowie ein erhöhtes Hüftfrakturrisiko auf als Frauen mit einem geringen Anteil.

> *Eine erhöhte Proteinzufuhr aus pflanzlichen Nahrungsmitteln führt zu einer höheren Knochendichte und zu einer deutlichen Senkung des Frakturrisikos: Die ernährungsbedingte Säurebelastung ist ein entscheidender Risikofaktor für Osteoporose.*

Weiss et al. konnte 1981 ähnliche Ergebnisse am Tiermodell nachweisen. Ratten, die proteinreich ernährt wurden, zeigten eine Beeinträchtigung der Knochenbildung.

70

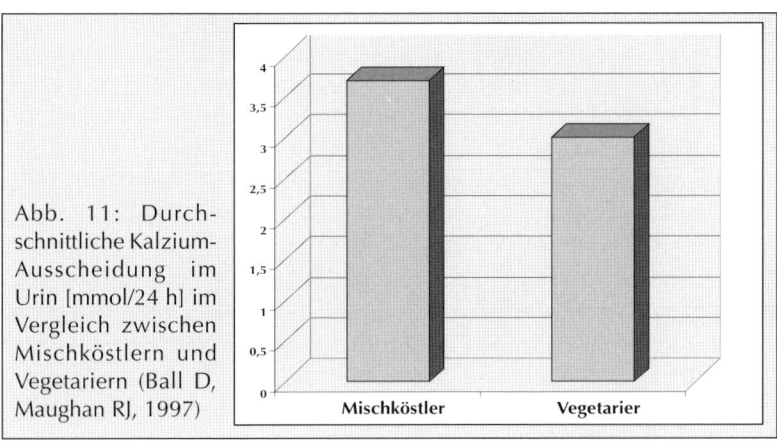

Abb. 11: Durchschnittliche Kalzium-Ausscheidung im Urin [mmol/24 h] im Vergleich zwischen Mischköstlern und Vegetariern (Ball D, Maughan RJ, 1997)

Eine Ernährung, die zu wenig Eiweiß enthält, hat allerdings vermutlich ebenfalls nachteilige Einflüsse auf die Knochensubstanz. Untersuchungen haben gezeigt, dass bei einer Zufuhr von < 0,9 g Eiweiß/ kg KG/d offensichtlich die Resorption von Kalzium in Darm so stark vermindert ist, dass es zu einer Erhöhung des Parathormons im Blut kommt. Das Parathormon führt zu einer Mobilisierung von Kalzium aus dem Knochen und hierdurch zu einer Erhöhung der Blut-Kalziumspiegel.

Es kann heute davon ausgegangen werden, dass die altersbedingte Entmineralisierung des Knochens in erster Linie durch eine unzu-

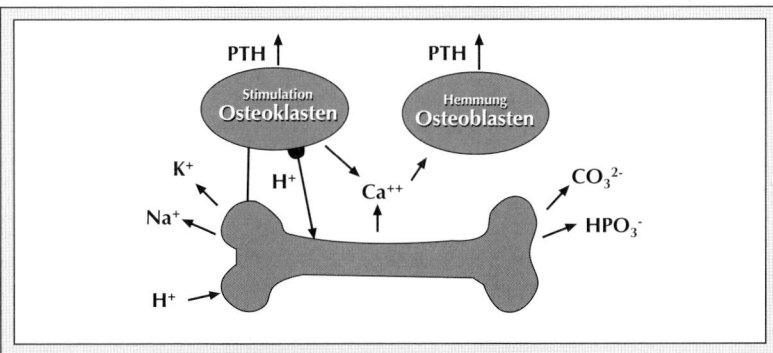

Abb. 12: Durch Säurebelastung wird das genetisch gesicherte Gleichgewicht zwischen Osteoklasten und Osteoblasten nachhaltig gestört.

71

reichende Basenversorgung hervorgerufen wird. Übrigens findet der bei älteren Menschen zu beobachtende Muskelschwund so seine Erklärung, da die Säurebelastung eine Proteolyse fördert.

5.4.1. Mechanismus

Zunächst stimuliert eine metabolische Azidose die physiko-chemische Freisetzung von Mineralstoffen, was zu einer Abnahme des Natrium-, Kalium-, Karbonat- und Phosphatgehaltes der Knochen führt. Durch die Säurebelastung wird die Aktivität der Osteoklasten gesteigert (Knochenabbau) und gleichzeitig die Osteoklasten gehemmt (Knochenaufbau). Das genetisch gesicherte Gleichgewicht zwischen Osteoklasten und Osteoblasten wird nachhaltig gestört. Diese Mechanismen konnten durch mehrere in-vitro Versuche an künstlich gezüchteten Knochen bestätigt werden.

5.4.2. Labordiagnostische Beurteilung der Knochenabbaurate

Die organische Knochensubstanz besteht zu 90 % aus Kollagen vom Typ 1. Das **aminoterminale Telopeptid** dieses Typ 1 Kollagens wird als NTx-Molekül bezeichnet. NTx wird im Körper nicht abgebaut, sondern renal ausgeschieden. Die NTx-Konzentration im Urin ist direkt proportional zum Knochenabbau und unterliegt keinen tageszeitlichen Schwankungen.

Die quantitative Bestimmung von NTx im Urin stellt den derzeit sensitivsten biochemischen Marker zur Erkennung von knochendegenerativen Prozessen dar. So ist ein frühzeitiges Erkennen von Osteoporose-Risikopatienten möglich.

Telopeptide (nmol/mmol Kreatinin)	Relatives Osteoporose-Risiko
18-38	1,4
39-51	2,5
52-67	3,8
68-188	7,3

Nach Chesnut CH, 1997

5.5. Azidose bei Veränderungen des roten Blutbildes

5.5.1. Anämie

Eine Anämie ist dadurch gekennzeichnet, dass die Zahl der Erythrozyten und der Gehalt an Hämoglobin erniedrigt sind. Dabei können entweder die Erythrozytenzahl und/oder der Hämoglobingehalt stärker vermindert sein. Anämien verursachen eine Störung des O_2-Transports und führen somit zu einer Beeinträchtigung aller O_2-abhängigen Funktionen. Ausgeprägte Anämien sind durch Symptome wie Blässe, Schwindel, Ohrensausen, Augenflimmern, Erschöpfung, Reizbarkeit, erhöhtes Schlafbedürfnis usw. geprägt. Wir sprechen von einer Anämie, wenn die Erythrozytenzahl unter 3,1 Mill. liegt, bzw. das Hämoglobin unter 12 g/dl bei der Frau und unter 13 g/dl beim Mann (ca. 70 % des Hb) fällt. Anämien können akut oder chronisch als primäres oder sekundäres (= symptomatisches) Symptom verschiedener Erkrankungen auftreten und sind somit keinesfalls eigenständige Diagnosen.

Im Wesentlichen lassen sich drei Störungen benennen, die eine Anämie zur Folge haben:
• eine relative Verminderung der Erythrozyten-Vorstufen im Knochenmark (Erythroblasten) bzw. der Vorstufen im Blut (Retikulozyten)
• eine unzureichende Erythropoese infolge einer gestörten Zellneubildung oder Hämoglobinbildung
• ein gesteigerter Verbrauch von Erythrozyten im Blut durch Hämolyse oder Blutung.

Wenig Berücksichtigung im Praxisalltag findet die Tatsache, dass anämische Situationen wesentlich an der Entstehung einer Azidose beteiligt sein können oder eine bestehende Übersäuerung nachhaltig verstärken können (Jehle). Die Mechanismen beruhen auf der Tatsache, dass erstens Hämoglobin nach Hydrogenkarbonat die wichtigste Puffersubstanz des Blutes ist und zweitens die Gewebe aufgrund des eingeschränkten Sauerstofftransports nicht mehr ausreichend oxigeniert werden. Hieraus entwickelt sich ein

73

circulus vitiosus, da eine azidotische Stoffwechsellage die Erythropoese supprimiert.

Zu den wichtigsten Anämieursachen zählt auch in Deutschland noch der Eisenmangel. Die Folgen des Eisenmangels werden häufig bagatellisiert und nicht richtig eingeschätzt. Bemerkenswert ist die Tatsache, dass Symptome wie Haarausfall, Restless legs oder reduzierte Immunleistungen durch Eisenmangel früher auftreten als eine Anämie. Hinsichtlich der Beurteilung des Säure-Basenhaushaltes sollte somit regelmäßig das rote Blutbild Berücksichtigung finden.

Zum Ausgleich des Eisenmangels stehen heute Häm-Eisen-Präparate (z.B. hemFerin®, proFerin®) zur Verfügung, denen in der Therapie der Vorzug gegeben werden sollte. Häm-Eisen hat zwei entscheidende Vorteile:

Erstens wird Häm-Eisen als Komplex in die Darmschleimhaut aufgenommen, ohne dabei oxidativen Stress im Darm zu verursachen (Stradtmann). Dadurch ist Häm-Eisen nicht nur sehr gut verträglich, sondern auch für Patienten geeignet, die wegen Magen-Darm-Beschwerden oder entzündlichen Darmerkrankungen auf die intravenöse Gabe von Eisen angewiesen waren (Seligmann).

Zweitens wird Häm-Eisen mit bis zu 40% sehr gut resorbiert und ist damit anderen Eisenverbindungen um das etwa 10-fache überlegen (Nissenson).

5.5.2. Erhöhtes Hämatokrit

Ein erhöhter Hämatokritspiegel ist hinsichtlich der Mikrozirkulation als Risikofaktor zu interpretieren und sollte daher besondere Beachtung finden. Raucher entwickeln aufgrund der chronischen Kohlenmonoxidvergiftung und Hypoxie eine kompensatorische Erhöhung der Erythrozytenzellmasse.

Patienten mit hohem Hämatokrit (Hk) sind hinsichtlich der folgenden Erkrankungen bzw. Komplikationen gefährdet:
• das Risiko eines Diabetes mellitus Typ I nimmt mit Erhöhung des

Hämatokrit zu. Männer mit einem Hk > 48% haben ein vierfach höheres Risiko Diabetiker zu werden, als diejenigen mit einem Hkt < 42%.

- Personen mit einem Hk > 49 – 50% haben ein höheres Risiko eine koronare Herzerkrankung zu entwickeln bzw. einen Schlaganfall zu erleiden als diejenigen, mit einem Hk < 42%.

Nach Wendt ist ein erhöhter Hämatokritwert Ausdruck einer „Eiweißspeicherkrankheit", die im Rahmen einer chronischen Überernährung insbes. mit tierischem Eiweiß entsteht. Die Eiweißspeicherkrankheit führt zu einer zunehmenden Einschränkung der Mikrozirkulation, unter anderem bedingt durch eine Verdickung der Kapillarwände. Hieraus soll eine kompensatorische Erhöhung der Erythrozyten (Hk ↑) sowie deren Verformbarkeit resultieren. Die Eiweißspeicherkrankheit ist lt. Wendt immer mit einer Gewebsazidose assoziiert. Ein erhöhtes Hämatokrit könnte somit auch als Hinweis auf eine Gewebsazidose interpretiert werden. Tatsächlich führen Fastentage bzw. eine Diätkorrektur im Sinne einer vollwertigen, vegetarischen Ernährung nachweisbar zu einer Korrektur erhöhter Hk-Werte.

6. Säure-Basen-Diagnostik

Garten hat die verschiedenen Testmethoden zur Beurteilung des Säure-Basenhaushaltes kritisch untersucht. Die Auswertung der Evaluierungsstudie zeigte auf, dass derzeit kein Testverfahren für sich alleine ausreichende diagnostische Sicherheit bietet, um die Säure-Basenverhältnisse zu objektivieren. Als Fazit wird aber die *Säure-Titration nach Sander* als ein Maß für die Größe des metabolischen Stresses beschrieben, womit die Methode insbesondere für die Verlaufsbeurteilung einer metabolischen Umstellung (Basentherapie) geeignet ist.

6.1. Urin- und Speichel-pH-Messungen

Die billigste, schnellste und einfachste Methode der pH-Wert-Bestimmung geschieht mittels Indikatorpapier, mit dessen Hilfe der pH-Wert von Urin und Speichel bestimmt wird. Es wird hinsichtlich des Urins die morgendliche Messung nach dem Aufstehen empfohlen, um die nächtliche Säureausscheidung zu erfassen. Ca. 2 bis 3 Stunden nach den Mahlzeiten sollte unter physiologischen Umständen eine Basenflut erkennbar sein. Bei den üblichen Ernährungsgewohnheiten wird diese allerdings kaum noch zu sehen sein, da insgesamt zu wenig basische Nahrungsmittel verzehrt werden. Der morgendliche Urin-pH-Wert sollte zwischen 6,2 und 6,5 liegen.

Der Speichel-pH-Wert sollte ca. 1 – 2 Stunden nach einer Mahlzeit bzw. nach einem Getränk gemessen werden, um den Einfluss der verzehrten Nahrungsmittel bzw. Getränke auf den oralen-pH-Wert möglichst niedrig zu halten. Der Normalwert des Mundspeichels liegt zwischen 7,0 bis 7,4

Brauchbarkeit der Methoden:
Die Beurteilung des Speichel-pH-Wertes lässt keine Rückschlüsse auf den Säure-Basenhaushalt zu. Darüber hinaus trägt die bakterielle Mundflora – ganz ähnlich wie im intestinalen Bereich – im

76

Rahmen ihrer Stoffwechselaktivität zu einer empfindlichen Beeinflussung der pH-Verhältnisse bei. Je nach Art und Zusammensetzung der Flora (Entzündungsprozesse bzw. Fäulnisvorgänge haben beispielsweise einen Einfluss auf die Zusammensetzung der Mundflora) wird der pH-Wert nach oben oder unten verschoben sein.

Die Erfassung des Urin-pH-Wertes kann nur grob orientierend sein. Ein tiefer pH-Wert zeigt lediglich an, das vermehrt Säuren ausgeschieden werden – ein Umstand, der physiologisch bzw. erwünscht ist. Ein tiefer Urin-pH-Wert gibt letztlich keinen Einblick in die Pufferreserven des Organismus, mithin besteht keine Möglichkeit, den Säure-Basenhaushalt zu beurteilen.

6.2. Blut-Titration nach Jörgensen

Das Untersuchungsprinzip nach *Jörgensen* sieht vor, je eine Serum- und Vollblutprobe zu untersuchen. Mittels einer pH-Messelektrode wird der pH-Wert des frischen venösen Vollblutes gemessen. Anschließend wird eine Titration (siehe Glossar) von 1 ml Vollblut mit HCl durchgeführt. Die dabei entstehenden pH-Messwerte werden in ein Normogramm eingetragen. Am Schnittpunkt der dabei entstehenden Messkurve mit dem Abszissenwert pH 6,1 (= pK des Blutes) lässt sich der entscheidende Wert der Pufferkapazität ablesen (Garten). Die Pufferkapazität des Vollblutes wird mit 47 – 56 mmol/l angegeben. Das gleiche Prozedere geschieht mit dem Plasma (ohne Ausgangs-pH-Messung, da ja inzwischen CO_2 entwichen ist). Die Pufferkapazität des Plasmas sollte > 20 mmol/l sein. Interpretiert werden die Ergebnisse wie folgt:
Ein hoher Plasma- und niedriger Vollblutwert zeigt eine intrazelluläre Azidose auf. Die Differenz der Pufferkapazitäten ist allerdings abhängig vom Hämatokritwert bzw. der Hb-Konzentration. Daher muss jede Messung entsprechend des individuellen Blutbildes gegenüber dem „normalen" korrigiert werden.

Problematisch erscheint weiterhin, dass die flüchtigen Säuren einen schwer zu kalkulierenden, nicht exakt zu bestimmenden Faktor darstellen und so die Messergebnisse erheblich beeinflussen können.

Die Lage des Schnittpunktes aus den Werten für pH und Pufferkapazität in einem weiteren Normogramm lässt eine respiratorische bzw. metabolische Ursache der Störung unterscheiden.

Die Jörgensen-Methode eignet sich nicht für den Postversand, so dass die Untersuchung in der eigenen Praxis erfolgen muss. Einige Autoren kritisieren eine hohe Störanfälligkeit, die Notwendigkeit, täglich neue Eichmessungen durchzuführen und dass die Methode letztlich nur dann rationell einzusetzen ist, wenn gleichzeitig mehrere Proben untersucht werden.

Darüber hinaus gilt zu beachten, dass im Rahmen der renalen Säure-Basenregulation mittels einer gesteigerten Glukoneogenese ein Glucose-/Kaliumtransport nach intrazellulär forciert wird, was dazu dient, die H^+-Protonen aus dem Zellinneren zu verdrängen. Somit ist eher das extrazelluläre Milieu säurebelastet (eine ausreichende Kaliumversorgung vorausgesetzt; näheres siehe unter „Organe der Säure-Basenregulation / Niere" Seite 35). Letztlich stehen dem Blut andere Puffersysteme zur Verfügung als den Gewebszellen. Rückschlüsse, die aus einer Blutuntersuchung gezogen werden, müssen nicht zwangsläufig für die Organzellen gelten.

6.3. Die Säure-Basen-Titration nach Sander

Sander stellte in seinem 1953 veröffentlichten Buch ,,Der Säure-Basenhaushalt des menschlichen Organismus" eine Urinmessmethode vor, die seit einigen Jahren wieder zunehmend zur Anwendung kommt und inzwischen automatisiert durchgeführt werden kann.

Bei dieser Untersuchung spielt der Urin-pH-Wert nur eine untergeordnete Rolle. Vielmehr soll die Pufferkapazität des Urins ermittelt werden, woraus Rückschlüsse auf die Pufferreserven des Gesamtorganismus gezogen werden können. Der Begriff Pufferkapazität

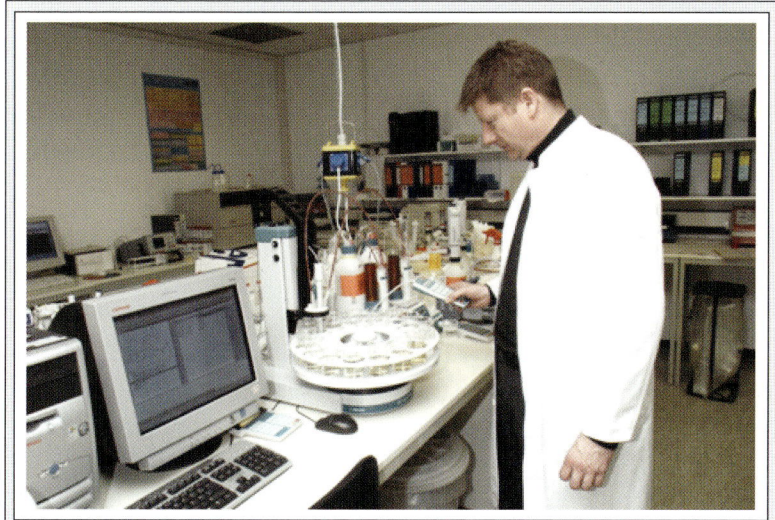

Abb. 13: Die automatisierte Säure-Basen-Titration

gibt an, wie viel Säure und Base von einer Pufferlösung abgepuffert werden kann, ohne das sich der pH-Wert verändert. Je höher die Pufferkapazität, desto höher die körpereigenen Reserven, beispielsweise eine Säureflut zu kompensieren. Bei einer erschöpften oder geringen Pufferkapazität würde schon die Zufuhr einer schwachen Säure ausreichen, um den pH-Wert zu verändern. Der Sander-Test gibt also einen Einblick in die Kompensationsfähigkeit des Säure-Basenhaushaltes. In der ursprünglichen Version wurden 8 Harnproben zu fest definierten Tageszeiten genommen. Die aktuelle, modifizierte Version sieht 5 Proben vor, die um 6:00, 9:00, 12:00, 15:00 und 18:00 Uhr gesammelt werden.

Die Urinproben werden zunächst hinsichtlich ihres pH-Wertes untersucht und anschließend mit 0,1 n Säure (HCl) versetzt. Die angesäuerten Proben werden im Exsikkator unter Vakuum entgast. Das ausgetriebene Kohlendioxid wird von einem Absorptionsmittel aufgenommen. Anschließend werden die Proben mittels HCl auf pH 4,3 titriert, um die Pufferkapazität im sauren Bereich zu ermitteln. Die dazu benötigte Säuremenge ergibt die zur Errechnung des Azidizätsquotienten benötigte B-Zahl (siehe Formel unten). Eine zweite Titration auf pH 9,3 wird mit NaOH als Base durchgeführt. Hieraus ergibt sich die A-Zahl. Aus den Messwerten wird eine Tageskurve erstellt sowie der „mittlere Azidizätsquotient" (AQ) errechnet. Dem dient die Formel

$$AQ = \frac{A}{B} \times 100$$

Der Kurvenverlauf sowie die Höhe des mittleren AQ werden interpretiert. Störungen des Säure-Basengleichgewichts werden durch die fehlende Kompensationsfähigkeit des Urins erkannt: je geringer der Säureanteil, der in der Urinprobe zu einer pH-Wertveränderungen führt, um so geringer die Pufferkapazität des Organismus. Mit anderen Worten: schon geringe Mengen der zugesetzten Säure führen zu einem Absinken des pH-Wertes im Urin. Das gleiche Prinzip wird mit einem Basenzusatz durchgeführt.

Ergebnisse einer Sanderschen Urinuntersuchung sind in den beiden Abbildungen zu sehen. Abb. 14 A ist die Kurve eines Gesunden. Die Kurve B zeigt die eines hochgradig Übersäuerten und die Kurve C eines in der ebenfalls ungünstigen Basenstarre befindlichen Patienten (selten, nur unter hochdosierter Baseneinnahme zu beobachten).

6.3.1. Interpretation

Patienten mit einem ausgeglichenen Säure-Basenhaushalt zeigen im 6:00-Uhr-Urin eine physiologische Säureflut. Etwa 2-3 Stunden nach jeder Mahlzeit sollte sich zur Einleitung der normalen Verdauung eine sogenannte Basenflut im Organismus zeigen. Dieses Phänomen wäre also üblicherweise im 9:00-Uhr-Urin zu beobachten. Gegen 12:00 Uhr wäre wieder die physiologische Säureausscheidung zu erwarten. Gegen ca. 15:00 Uhr zeigt sich dann wieder eine durch das Mittagessen erzeugte Basenflut. Der 18:00-Uhr- Urin sollte dann wieder eine Säure-Ausscheidung zeigen.

Bei Patienten mit einer gestörten Säure-Basen-Regulation, fehlt nun, wie die Kurven B und C zeigen, die Kompensationsfähigkeit

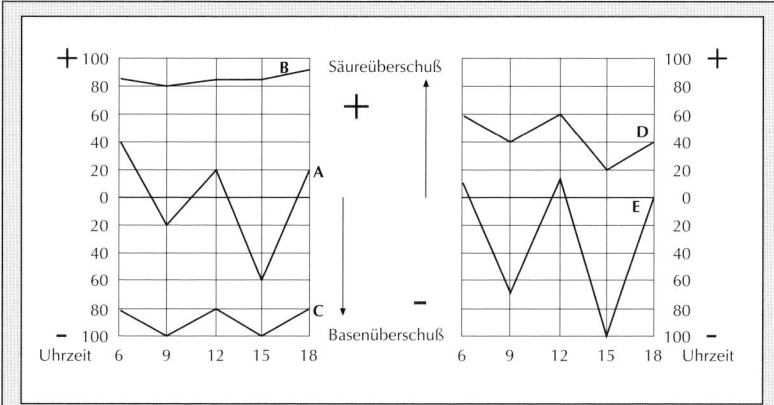

Abb. 14: Säure-Basen-Test nach Sander. A: Werte beim Gesunden, B: Werte eines übersäuerten Menschen, C: Werte eines in „Basenstarre" befindlichen Menschen, D vor, E nach Therapie. (M. Worlitschek)

des Organismus, wobei der rhythmische Wechsel der Säure-Basen-Fluten kaum mehr angedeutet ist. Durch richtige Behandlung, vor allem durch Umstellung der Ernährung, kann die normale Ausgleichsfähigkeit wieder hergestellt werden, wie die Abbildung (D vor, E nach Therapie) zeigt.

6.3.1.1. Der mittlere Aziditätsquotient als globaler Richtwert

Die Kurven lassen sich durch einen errechenbaren Mittelwert, den sogenannten mittleren Aziditätsquotienten charakterisieren. Dieser kann wie folgt bewertet werden:

+ 10% bis   - 10%   = optimal, d. h. der Gesamtdurchschnitt der fünf
                      Proben kann sich etwas im alkalischen oder
                      im sauren Milieu befinden.
+ 10% bis   + 30%   = leichte, noch tolerable Säurebelastung
+ 30% bis   + 50%   = mittelschwere Säurebelastung
+ 50% bis   + 70%   = schwere Säurebelastung
+ 70% bis + 100%   = sehr schwere Säurebelastung
- 10% bis   - 60%   = leichte alkalische Belastung (eher selten)

81

Die Sandermethode ist nicht zu vergleichen mit der Aussage-fähigkeit der Methode nach ASTRUP (siehe unten). Aus diesem Grunde wurde hier auch vermieden, die Begriffe „Azidose" oder „Alkalose" zu verwenden.

Bei der überwiegenden Zahl der Patienten ist die Kurve in Richtung „zu sauer" gestört und dabei meist auch noch in der Regulation blockiert, d. h. ein Wechsel von Säure- und Basen-Fluten ist nicht möglich.

6.4. Blutgasanalyse nach ASTRUP

Die klassische Untersuchung des Säure-Basenhaushaltes nach ASTRUP lässt - mit Einschränkungen - sehr genaue Rückschlüsse auf den Säure-Basenhaushalt zu. Allerdings ist es unabdingbar, dass die entnommene Probe unverzüglich der Untersuchung bzw. dem Gerät zugeführt wird, da die zu untersuchenden Parameter (z.B. CO_2 und HCO_3) äußerst instabil sind. Damit eignet sich die Methode nicht für die Routinediagnostik.

Die ASTRUP-Analyse ermöglicht die exakte Bestimmung der Sauerstoffkonzentration im Blut (PO_2 arteriell in Abhängigkeit vom Alter: 80 – 97 mm Hg) sowie des Kohlensäuredrucks (PCO_2 = 38 bis 42 mm Hg) sowie der Beurteilung des Säure-Basenhaushaltes.

Störungen der metabolischen Seite im Säure-Basenhaushalt drücken sich in Veränderungen des Basenexzess (BE = Basenüberschuss) aus. Ein BE unter minus 3 zeigt eine metabolische Azidose an, liegt er über plus 3, handelt es sich um eine metabolische Alkalose. Eine kompensierte Azidose wird demnach einen normalen Plasma-pH-Wert bei (zunehmender) Reduzierung des BE aufweisen (Verringerung der Basenreserve durch vermehrte Inanspruchnahme der Pufferkapazität).

Störungen der respiratorischen Seite, also Störungen der Atemfunktion, drücken sich in Veränderungen des partiellen CO_2-Drucks im arteriellen Blut aus: Ein pCO_2 unter 36 zeigt eine respiratorische Alkalose an, liegt er über 44, handelt es sich um eine respiratorische Azidose.

Bei der ASTRUP-Methode werden im Prinzip 3 pH-Werte des Blutes gemessen (in der Regel arterielles Blut, es geht aber auch mit kapillär entnommenen Blut aus dem hyperämisierten Ohrläppchen):

1. pH = aktueller pH: nach Eichung des Gerätes mit 2 Eichpuffern wird Blut in die pH-Elektrode eingesaugt und der pH des Blutes bestimmt.

2. und 3. pH-Wert: das Blut wird mit einem unterschiedlich konzentrierten Eichgas, nämlich CO_2 4 und 8%ig, unter Schütteln des Behältnisses mit Blut äquilibriert und der jeweilige pH-Wert nach 3 – 5 Minuten Äquilibration gemessen.

Die drei pH-Werte werden in einem Diagramm nach SIGGAARD-ABDERSEN eingetragen: In diesem Diagramm verläuft eine Kurve für den Basenüberschuss (BE) bzw. das Standard-Bikarbonat. Verbindet man auf dem Diagramm die Punkte für den 2. und 3. pH-Wert miteinander, so kann man am Schnittpunkt dieser Geraden mit der Kurve für den BE bzw. das Standard-Bikarbonat die zutreffenden Werte ablesen. Damit hat man die metabolische Seite des Säure-Basenhaushaltes bestimmt.

6.5. Die Anionenlücke im Serum und Urin

Die Untersuchung der Anionenlücke im Serum dient der Beurteilung der Differenz zwischen Kationen und Anionen. Normalerweise besteht im Blut eine sog. Elektronenneutralität, d.h. im Serum ist die Summe der Kationen gleich der Summe der Anionen. Da 95% aller Serumionen aus Natrium- und Kaliumionen bestehen, wird die Konzentrationsbestimmung dieser Elemente als Messgröße zu Erfassung aller Serumkationen im Serum herangezogen. Zur Beurteilung der Anionen wird Chlorid und Bikarbonat bestimmt. Aber: Cl^- und HCO_3^- repräsentieren nur 85% der Serumanionen. Diese Differenz zwischen den messbaren Kationen (Na^+ und K^+) und den messbaren Anionen (Cl^- und HCO_3^-) bezeichnet man als Anionenlücke, die vorwiegend den organischen und anorganischen Säuren, Phosphat und anionischen Eiweißen entspricht.

$$(Na^+ + K^+) - (C^{l-} + HCO_3^-) = \text{Anionenlücke}$$

Da der Kaliumwert üblicherweise nur marginalen Schwankungen unterliegt, ist Kalium in der Berechnung vernachlässigbar. Der Normalwert errechnet sich dann wie folgt:

$$\underset{(Na^+)}{140} - \underset{(Cl^-)}{105} - \underset{(HCO_3^-)}{23} = 12 \text{ mmol/l}$$

Die Anionenlücke ist pH-abhängig und nimmt unter Azidose stark zu, während Alkalosen zu einer Reduktion führen. Eine Anionenlücke > 30 entspricht einem sauren Blut-pH und einer schweren organischen Azidose (Ketoazidose, Laktatazidose, Intoxikationen, hyperglykämisches Koma). Werte zwischen 23 und 30 deuten auf eine organische Azidose, Werte zwischen 16 und 22 sind bei urämischen Patienten und milden organischen Azidosen zu finden.

6.5.1. Erhöhte Anionenlücke

Bei Azidosen, die auf einer Zunahme organischer Säuren beruhen (Laktat oder Ketosäuren), führt die Abnahme der HCO_3^- - Konzentration zu einer Kompensation des Anions der entsprechenden Säure, um so die Elektronenneutralität zu wahren. Die Chloridkonzentration bleibt unverändert, die Anionenlücke (die nicht gemessenen Anionen) nimmt zu. Dieser Zustand entspricht einer normochlorämischen metabolischen Azidose.

Beispiele:
- Gesteigerter Säureanfall, Additionsazidose
- Diabetische Ketoazidose
- Laktatazidose
- Alkoholische Ketoazidose
- Ketoazidose bei Fehlernährung oder beim Fasten
- Überdosierung von Medikamenten / Vergiftungen
- Verminderte renale Säureausscheidung, Retentionsazidosen
- Akutes / chronisches Nierenversagen

6.5.2. Normale Anionenlücke

Bei einem erhöhten Bikarbonatverlust (z.B. via Niere oder Magen-

84

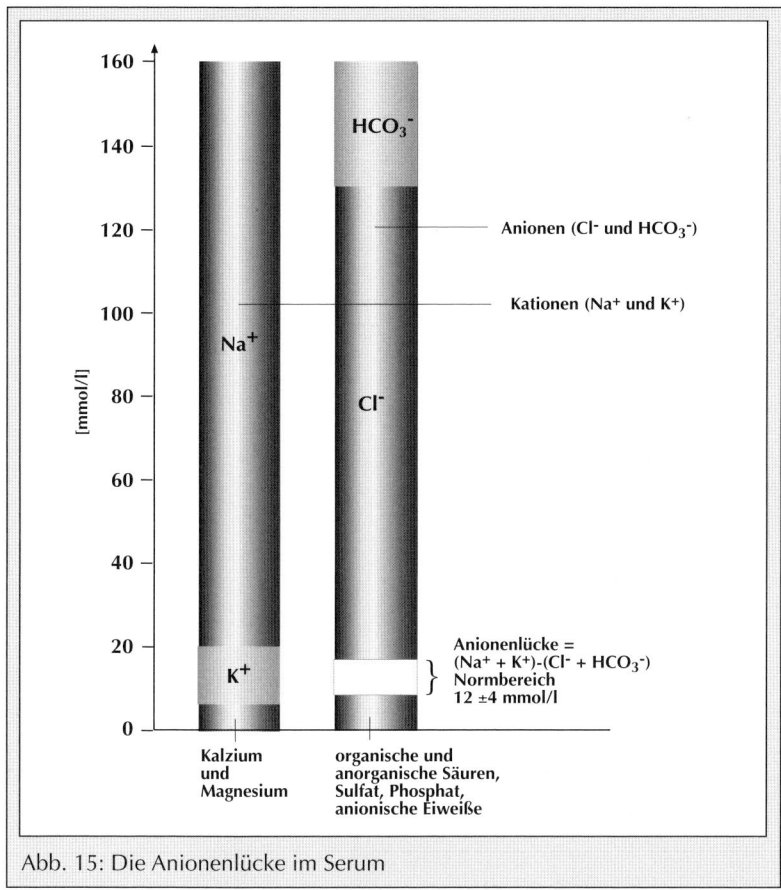

Abb. 15: Die Anionenlücke im Serum

Darm), steigt die Serumchloridkonzentration zum Ausgleich der Elektronenneutralität an, und die Anionenlücke bleibt unverändert. Dieser Zustand entspricht einer hyperchlorämischen metabolischen Azidose.

Beispiele:
• Renale tubuläre Azidose
• Urämische Azidose im Frühstadium
• Intestinaler Bikarbonatverlust (Diarrhoe, Pankreasfistel)
• Medikamente

• Schnelle intravenöse Volumensubstitution (Verdünnungseffekte)

6.5.3. Anionenlücke und Niereninsuffizienz
Bei Niereninsuffizienz steigt die Anionenlücke in Abhängigkeit zur Kreatininerhöhung, Sulfate und Phosphate werden retiniert, die Bikarbonatsynthese ist reduziert. Da auch bei fortgeschrittener Niereninsuffizienz die Anionenlücke nicht über 20 mmol/l ansteigen sollte, muss bei höheren Werten nach den Ursachen gesucht werden. Dabei spricht eine große Anionenlücke bei unauffälligem Kreatinin für ein vermehrtes Anfluten endogener oder exogener Säuren.

6.5.4. Anionenlücke im Urin
Hier wird die Konzentration von Natrium, Kalium und Chlorid im Urin bestimmt und damit indirekt die Ammoniumausscheidung bzw. Ammoniumkonzentration im Urin ermessen:

$$Na^+ + K^+ - Cl^- = \text{Anionenlücke im Urin}$$

Normalwert : 40 mmol/d

Somit kann mittels der Urin-Anionenlücke – ganz ähnlich der Anionenlücke im Serum – die Differenz zwischen den ungemessenen Anionen und Kationen wiedergegeben werden, wodurch eine entsprechende Stoffwechselentgleisung zu erkennen ist.

6.6. Ergänzende Diagnostik

6.6.1. Mineralstoffdiagnostik im Vollblut
Da die Regulation des Säure-Basenstoffwechsels und der Grundregulation von einer optimalen Versorgung mit zahlreichen Mikronährstoffen abhängt, kann ein entsprechendes Untersuchungsscreening zur Beurteilung der Mikronährstoffversorgung empfohlen werden, wobei die sog. Vollblutdiagnostik den Serumbestimmungen vorzuziehen ist. Da viele der bedeutsamen Elemente überwiegend erythrozytär gebunden sind, erlaubt die alleinige Serumbestimmung nur unzureichende Einblicke in den

Versorgungszustand. Von besonderem Interesse sind die Elemente Magnesium, Kalium, Kalzium und Zink, wobei die Elemente Kalium und Zink hier im Vordergrund stehen.

Bei einem Kaliummangel strömen zur Aufrechterhaltung der Zellfunktion statt der K^+-Ionen (saure) H^+-Ionen in die Zellen ein, woraus eine intrazelluläre Übersäuerung resultiert. Ein Kaliummangel fördert also eine Gewebsazidose. Dieser Prozess geht allerdings mit einer Blut-Alkalose einher (aufgrund der Säureverschiebung ins Zellinnere), was folglich auch einen neutralen bis basischen Urin-pH nach sich zieht. Damit hat auch die Niere keine Möglichkeit, die intrazellulär fixierten H^+ zu eliminieren. Der Zustand der Gewebsazidose ist also mit den üblichen Blut-/Urin-pH-Messungen nicht direkt zu erfassen, so dass es hier häufig zu entsprechenden Irrtümern kommt und eine Gewebsübersäuerung übersehen wird. Wird Kalium substituiert, kommt es zu einem intensiven Austausch der intrazellulären H^+-Ionen gegen die K^+-Ionen: der Urin-pH fällt rapide in den sauren Bereich als Ausdruck einer in Gang gekommenen Gewebsentsäuerung.

Zur Säureeliminierung benötigt die Niere das zinkhaltige Enzym Carboanhydrase. Ein Zinkmangel zieht dementsprechend eine Beeinträchtigung der Carboanhydrase nach sich, mithin eine eingeschränkte renale Säureausscheidung.

Das zinkabhängige Enzym Carboanhydrase (CA) spielt überall dort eine zentrale Rolle, wo ein pH-Unterschied aufgebaut werden muss:
- *im Nierentubulus*
- *i.d. Magenschleimhaut*
- *im Dünndarm*
- *in den Speicheldrüsen usw.*

CA ist außerdem essenziell für den CO_2-Transport in den Erythrozyten.

Darüber hinaus lassen spezifische Verschiebungen der Elemente Störungen im Sinne einer sympathikotonen bzw. vagotonen Fehlregulation erkennen. Elektrolytabweichungen im Vollblut oder Serum liefern somit auch wertvolle Hinweise zur Beurteilung der Grundregulation, so dass unausgeglichene Untersuchungsergebnisse nicht prinzipiell als Ausdruck von Mangel- oder Überversorgungszuständen zu interpretieren sind. Dies verdeutlicht, dass die Interpretation von Messdaten zwingend die Klinik des Patien-

Tab. 2: Verhalten der einzelnen Elemente im Sinne erhöhter oder erniedrigter Vollblutspiegel

Sympathikotone Regulationsstörung	Vagotone Regulationsstörung
Kalium ↑	Kalium ↓
Magnesium ↑	Magnesium ↓
Kalzium ↓	Kalzium ↑
Kupfer ↓	Kupfer ↑
Eisen ↑	Eisen ↓
Zink ↑ oder o.B.	Zink ↓

ten berücksichtigen muss und dass erst durch Verlaufskontrollen die entscheidenden Hinweise sichtbar werden (Tab. 2).

6.6.2. Der Stuhl-pH

Die Erfassung des Stuhl-pH-Wertes gibt bedingt Hinweise auf eine erhöhte Belastung der Pufferreserven des Organismus. Der pH-Wert in Dickdarm und Stuhl beruht vorwiegend auf der Anwesenheit saurer oder basischer Stoffwechselprodukte der entsprechenden Keimgruppen. Bifidobakterien, Laktobazillen und Enterokokken verwerten Kohlenhydrate. Es entstehen kurzkettige Fettsäuren und Milchsäure, die das Darmmilieu ansäuern. Alkalische Stoffwechselprodukte (Ammoniak, Schwefelwasserstoff, Indol, Skatol u.a.) entstehen durch die Metabolisierung von Eiweiß durch Clostridien, Proteus oder Enterobakterien. Unter physiologischen Bedingungen liegt der pH-Wert im Stuhl in einem Bereich von 5,8 - 6,4 (Normbereich). pH-Wert-Verschiebungen beruhen meist auf einer massigen Vermehrung von Fäulniskeimen, z.B. aufgrund eines Überangebotes an Nahrungseiweiß, und/oder einer Reduktion der Säuerungsflora (Bifidobakterien und Laktobazillen). In diesem Fall wäre mit einem Anstieg des pH-Wertes, also einer Alkalisierung des Milieus, zu rechnen.

Die quantitative Ausscheidung von Stickstoffderivaten wie Ammoniak (oft ein Ausscheidungsprodukt der Clostridien) wird bei pH-Werten > 6,5 zunehmend eingeschränkt. Es kommt somit zur Resorption von Ammoniak über die Darmwand. Ammoniak (NH_3) bzw. Ammonium-Ionen (NH_4^+) werden normalerweise bei der Harnstoffsynthese in der Leber vollständig verbraucht. Dabei werden zwei

88

Moleküle Ammoniak und ein Bikarbonat zu Harnstoff verbunden. Bei diesem Prozess wird also Bikarbonat abgebaut. Dieser Stoffwechselvorgang wird von einigen Autoren mit einer negativen Belastung des Säure-Basenhaushaltes in Zusammenhang gebracht (Müller-Wieprecht / Diefenbach). Es gilt allerdings zu berücksichtigen, dass bei einem Basenmangel (genauer Bikarbonatmangel) Ammoniak in der Leber an eine Ketosäure gebunden wird, die in der Niere wieder abgespalten wird, so dass nun Ammoniak renal ausgeschieden werden kann. Dennoch ist festzuhalten, dass eine vermehrte Fäulnisaktivität im Darm zu einem erhöhten Bikarbonatverbrauch führen kann und somit die Pufferreserven des Organismus belastet.

Der Stuhl-pH sowie das Verteilungsmuster der Darmflora kann mittels eines Florastatus beurteilt werden. Zur Milieukorrektur bei vermehrter Fäulnisaktivität bzw. alkalischen Verhältnissen sollte eine Ernährungsumstellung (Reduzierung von tierischen Fetten und Eiweißen) sowie die Zufuhr milchsäurebildender Keime (proBiotik® pur 1 – 2 x 1 Portion täglich) über mehrere Monate verordnet werden. Durch die zusätzliche Gabe von Inulin, einem wasserlöslichen Ballaststoff, kann die Stoffwechselaktivität der bifidogenen Flora, der wichtigsten milchsäurebildenden Keimgruppe im Colon, gezielt gefördert werden (praeBiotik® 3 bzw. als Kombination mit milchsäurebildenden Keimen als proBiotik®pur + praeBiotik® 3 DUO).

7. Therapie

Der therapeutische Eingriff in die Säure-Basenverhältnisse gehört inzwischen zu den fest verankerten Strategien in der Naturheilkunde. Die bisherige Darstellung des Themas macht deutlich, dass ein sinnvolles Therapieregime sich nicht darin erschöpfen kann, lediglich vermehrt Basen zuzuführen. Der erste Schritt wird immer eine Korrektur der Lebensführung beinhalten, wobei Ernährung und Bewegung eine übergeordnete Rolle spielen. Eine an den Regeln der Vollwertkost orientierte Ernährungsform enthält von Natur aus einen hohen Anteil basisch reagierender Nahrungsmittel.

7.1. Ernährung

Die Gestaltung der Ernährung bzw. die Auswahl spezifischer Nahrungskomponenten entscheidet also empfindlich über die Menge anfallender Säuren. Somit lassen sich säurebildende von basenbildenden Nahrungsmitteln unterscheiden, was sich sehr einfach durch Messung des Urin-pH-Wertes beweisen lässt: im Rahmen einer vegetarisch ausgerichteten Ernährungsform liegt der durchschnittliche pH-Wert erheblich höher als bei Menschen, die regelmäßig tierische Proteine verzehren. Allerdings lässt sich eine Einteilung der unterschiedlich „reagierenden" Nahrungsmittel nicht so einfach vornehmen, da uneinheitliche Messmethoden und unterschiedliche Bedingungen hinsichtlich Lagerung, Verarbeitung und Zubereitung zu abweichenden Beurteilungen führen. Von besonderem Interesse ist darüber hinaus der unterschiedliche Mineralstoff- und Wassergehalt der Nahrungsmittel.

> *Alkalisierende Nahrungsmittel sind vorwiegend pflanzliche Nahrungsmittel, da sie einen hohen Gehalt an Kationen (Kalium, Kalzium, Magnesium) aufweisen, während die proteinreichen Lebensmittel aufgrund des hohen Gehalts schwefelhaltiger Aminosäuren zu den Säurebildnern zählen.*

Alkalisierende Nahrungsmittel sind vorwiegend pflanzliche Nahrungsmittel, da sie einen hohen Gehalt an Kationen (Kalium, Kalzium, Magnesium) aufweisen.

90

Tab. 3: Alkalisierende bzw. neutrale und säuernde Nahrungsmittelgruppen (mod. n. Remer T, Manz F 1995)

Alkalisierend:	Säuernd:
• Obst und frischgepresste Obstsäfte	• Fleisch jeder Art (auch Fisch)
• Blattgemüse	• Hühnereiweiß
• Wurzelgemüse	• Käse
• Gemüsefrüchte	• Erbsen / Linsen
• Stengelgemüse	• Spargel
• Zwiebeln	• Artischocke
• Knoblauch	• Rosenkohl
• Kartoffeln und alle Kartoffelspeisen	• Zucker
• Kastanien	• Weißmehl
• Milch	• Öle und Fette
• Joghurt (Biogarde bzw. Bioghurt-Produkte)	• Kaffee
• Soja	• schwarzer Tee
• Gemüsebrühe	• Erdnüsse
• Eigelb	• Alkohol
• Kräuter	
• Vollkorngetreide	

7.2. Körperliches Training / Sauna

Bewegung, am besten im Sinne eines regelmäßigen, moderaten Ausdauersportes, garantiert eine gute Sauerstoffversorgung der Gewebe durch eine Intensivierung der Mikrozirkulation und der Atmung. Regelmäßiges Saunieren entlastet den Stoffwechsel ebenso, da auch hier ein intensives Kreislauftraining, gepaart mit starker Schweißbildung provoziert wird. Allerdings ist zu beachten, dass die beliebten Trockensaunen (Finnische Sauna), insbesondere in Verbindung mit Aufgüssen, zu bedenklichen Stressspitzen führen, die vom Organismus im Rahmen einer schockartigen Gegenregulation beantwortet werden müssen. Hier kommt es ganz ähnlich wie im Sport zu Übertreibungen. Durch einen übermäßigen Thermostress wird genau das Gegenteil von dem erzeugt, was eigentlich gewollt war. Die Not, in die der Organismus gerät, lässt sich gut an den oftmals schmerzverzerrten Gesichtern der „Hardliner" ablesen, die bei enormen Temperaturspitzen 30 Minuten und länger in der Aufguss-Sauna verharren. Durch die massive Freisetzung von Stresshormonen sowie einem ausgeprägten oxidativen Stress (Freie Radikale) ist mit nicht unerheblichen Langzeitschäden zu rechnen, wenn sich die Patienten über Jahre hinweg einer solchermaßen übertriebenen Strapaze aussetzen. Optimal hingegen sind die zunehmend zur Verfügung stehenden Biosaunen, die bei Temperaturen um die 60° C und einer hohen Luftfeuchtigkeit ein gesundes Training garantieren.

7.3. Orale Basensubstitution

Zur Basentherapie werden zahlreiche Fertigpräparate angeboten, die überwiegend Natriumbikarbonat als wesentlichen Basenlieferanten enthalten. Bei der oralen Zufuhr von Natriumbikarbonat ist allerdings zu bedenken, das $NaHCO_3$ mit der Magensäure reagiert und verbraucht wird: es bleibt Kochsalz und CO_2 übrig. Des Weiteren kann es durch eine beständige Neutralisierung der Magensäure zu Magenbeschwerden und Verdauungsproblemen kommen. Um eine optimale Bioverfügbarkeit von $NaHCO_3$ zu gewährleisten, sollte eine magensaftresistente Galenik gewählt werden, wie sie in bicanorm® zur Verfügung steht. Auf diese Weise ist gewährleistet, dass Natriumbikarbonat erst im Dünndarm freigesetzt wird, wo es dann vollständig aufgenommen werden kann. Bei einer Tagesdosis von ca. 3 – 5 Gramm Natriumbikarbonat ist der Anteil an frei werdendem Kochsalz nicht relevant. Darüber hinaus ist erwähnenswert, dass die Alkalisierung des Dünndarmmilieus die Aktivität der Verdauungsenzyme optimiert. Diesen Effekt macht man sich sinnvollerweise auch bei der Therapie der exkretorischen Pankreasinsuffizienz zu nutze, da neben der unzureichenden Abgabe von Verdauungsenzymen auch zu wenig Bikarbonat mit dem Pankreassaft in den Dünndarm gelangt. Eine Enzym-

Eine Enzymsubstitution kann nur dann den gewünschten Effekt bringen, wenn ein alkalisches Milieu im Dünndarm vorliegt. Andernfalls zeigt der an sich richtige Therapieansatz zur Behandlung der exkretorischen Pankreasinsuffizienz nicht die erwartete Wirkung. Prinzipiell ist die Aktivität von Enzymen von physiologischen Säure-Basenverhältnissen abhängig, so dass eine Basentherapie durchaus eine sinnvolle Ergänzung zur systemischen Enzymtherapie darstellt.

substitution kann nur dann den gewünschten Effekt bringen, wenn ein alkalisches Milieu vorliegt. Andernfalls zeigt der an sich richtige Therapieansatz zur Behandlung der exkretorischen Pankreasinsuffizienz nicht die gewünschte Wirkung. Prinzipiell ist die Aktivität von Enzymen von physiologischen Säure-Basenverhältnissen abhängig, so dass eine Basentherapie durchaus eine sinnvolle Ergänzung auch für die systemische Enzymtherapie darstellt.

Wie unter „ergänzende Diagnostik" erwähnt, sind in die Säure-Basen-Regulation diverse Mikronährstoffe involviert. Aus diesem Grunde ist die Therapie orthomolekular zu ergänzen (Informationen über mk-nutripower, Mainz). Da eine chronische Übersäuerung einen renalen Kaliumverlust nach sich zieht, sehen wir in der Vollblutdiagnostik bei chronisch kranken Patienten vermehrt ein Kaliumdefizit im Vollblut. Da Kalium überwiegend erythrozytär gebunden ist und der Serum-Kaliumgehalt intensiv homöostatisch geregelt wird, lassen sich meist keine erniedrigten Serum-Kaliumwerte nachweisen. Wie bereits erwähnt, ist aus diesem Grund die Vollblutdiagnostik aufschlussreicher, die ein entsprechendes Defizit sehr viel früher anzeigt. Serum- und Vollblutergebnisse können somit erheblich voneinander abweichen.

7.4. Baseninfusionen

Baseninfusionen sind seit Jahrzehnten Bestandteil der Intensivmedizin und dienen der Korrektur akuter Azidosen. Dabei werden je nach Dringlichkeit und in Abhängigkeit von arteriellen Blutgasanalysen bis zu mehrere hundert Milliliter 8,4%ige Lösung infundiert. Zur Therapie chronisch-latenter Gewebsazidosen kommen weitaus niedrigere Dosierungen zum Einsatz. Bewährt hat sich die intravenöse Verabreichung von 20 – 120 ml 8,4%iger Natriumbikarbonat-lösung in 450 ml physiologischer Kochsalzlösung, was ca. 1 – 10 g HCO_3 entspricht. Solche Dosierungen bzw. Mischungsverhältnisse garantieren eine gute Venenverträglichkeit und bergen keine unvorhersehbaren Risiken für das Säure-Basengleichgewicht (akute Alkalose, s. Kasten). Auch wenn das so hergestell-

93

> **Störungen durch Alkalosen**
> *Eine Alkalose entsteht durch eine pathologische Anhäufung von Basen bzw. dem Verlust von Säuren. Der arterielle pH-Wert steigt dabei über 7,44. Auf einen unphysiologischen pH-Anstieg reagiert der Organismus u.a. mit einer vermehrten Glykogenolyse und Laktatbildung. Darüber hinaus induziert eine Alkalose ein Absinken des Kalziumspiegels, was zu entsprechenden Symptome führt: erhöhter Muskeltonus, gesteigerte Reflexe, Tetanie, Parästhesien und eventuell Verwirrtheitszustände. Die Symptomatik entspricht dem einer Hyperventilationstetanie, die durch ein forciertes Abatmen von Kohlensäure eine respiratorische Alkalose nach sich zieht.*

te $NaCl$-HCO_3-Gemisch keine lokalen Reizungen an der Venenwand hervorrufen wird, sollte darauf geachtet werden, dass der venöse Zugang nicht über kleinkalibrige Venen gelegt wird.

Patienten, deren anamnestische Daten auf einen gestörten Säure-Basenhaushalt schließen lassen und/oder bei denen der Sander-Test Hinweise auf eine notwendige Entsäuerung gibt, sprechen hervorragend auf eine Kur mit Baseninfusionen an. Gute Erfolge wird man bei Patienten mit den nachfolgend aufgezählten Beschwerdebildern erzielen:

- Chronische Müdigkeit
- Chronisch-degenerative Erkrankungen
- Immunstörungen / Allergien
- Schmerzen (z.B. Fibromyalgie, Rheuma)
- Schwermetallbelastungen
- Osteoporose
- Mineralstoffwechselstörungen

Die Wirkung der Baseninfusion tritt bei entsprechender Indikation meist sehr rasch ein und die Patienten berichten, dass sie sich nach der Infusion „leichter" und entspannter fühlen. Patienten mit Juckreiz empfinden oftmals bereits unmittelbar nach der Infusion eine deutliche Erleichterung. Auch Kopfschmerzen oder unspezifische Schmerzen am Bewegungsapparat reagieren sehr rasch auf die Infusionstherapie.

Besonders geeignet ist die Therapie auch für ältere, multimorbide Patienten, die über Antriebsverlust und allgemeiner Erschöpfung klagen. Wie bereits erwähnt, ist die Säure-Basenregulation bei älteren Menschen zunehmend eingeschränkt. Darüber hinaus spielt hier die Frakturprophylaxe im Zusammenhang mit der Osteoporose eine bedeutende Rolle.

Im Rahmen der komplementären Tumortherapie kann man die Baseninfusion uneingeschränkt als sinnvolle Basistherapie empfehlen. Der Verbesserung der Grundregulationsfunktionen, der Entgiftung des Mesenchyms, der Unterstützung der Immunfunktionen sowie der Beeinflussung des lokalen Tumormilieus kommt im Rahmen der begleitenden Krebstherapie eine bedeutende Rolle zu.

> **Die Bedeutung des Säure-Basenhaushaltes bei Tumorpatienten**
> * Der durchschnittliche pH-Wert von Tumorgewebe liegt bei 6,7
> * Tumorzellen zeigen sich relativ unempfindlich gegen pH-Absenkungen
> * Das Wachstumsoptimum von Tumorzellen ist in Richtung eines niedrigen pH-Wertes verschoben
> * Tumorzellen können sogar unter pH 6,0 wachsen
> * Krebszellen verlieren unter Azidose und Hypoxiedas p53 Gen und damit ein Apoptosesignal
> * Ein niedriger pH-Wert verschlechtert die Wirkung der Chemo- sowie Strahlentherapie

Aufgrund der spezifischen Stoffwechselmerkmale der Tumorzellen (anaerobe Energiegewinnung) fallen lokal vermehrt Säuren an, die im Bereich der Zellumgebung des Tumors ein saures Mikromilieu entstehen lassen. Dementsprechend entwickelt sich ein Quellungszustand im Bereich des Mesenchyms, der u.a. zu lokalen Stoffwechselveränderungen führt. Daraus können die Tumorzellen einen Nutzen ziehen. Es wird auch diskutiert, dass die lokalen Veränderungen im Bereich der Tumormasse in Zusammenhang mit dem Phänomen der Arzneimittelresistenz zu sehen sind.

Da im Rahmen der adjuvanten Krebstherapie regelmäßig Immunmodulatoren wie Thymus- und/oder Milzpeptide sowie Orthomolekulare Substanzen eingesetzt werden, kann die Baseninfusion hervorragend als Basislösung für eine Mischinfusion eingesetzt werden.

Chronische Schmerzen gehören ebenfalls zu den besonders wichtigen Indikationen der Basentherapie. *Vormann et. al* konnten in einer aktuellen Untersuchung mit unter Rückenschmerzen leidenden Patienten aufzeigen, dass durch eine Therapie mit einem basischen Mineralstoffpräparat bei 72 der 82 Schmerzpatienten eine

Reduktion der Symptomatik erreicht werden konnte. Nach Ansicht der Autoren zeigt eine Basentherapie bei Schmerzpatienten eine hoch signifikante und klinisch relevante Reduktion der Symptomatik. Offensichtlich beruht der Effekt auf der im Rahmen einer erhöhten Blut-Pufferkapazität verbesserten Homöostase.

Die parenterale Basentherapie – in Verbindung mit weiteren Zusätzen – genießt inzwischen zunehmend Anerkennung in den schmerztherapeutisch ausgerichteten Praxen. Die per se günstige Wirkung der Baseninfusion kann durch weitere Zusätze wie neurotrope Vitamine sowie Magnesium und Procain nochmals gesteigert werden. Procain wird in der Neuraltherapie aufgrund seiner geringen Toxizität und seiner ausgezeichneten regulativen Eigenschaften von jeher intravenös verabreicht. Die Neuraltherapeuten sprechen vom *Stoß in das Vegetativum*. Im Rahmen der Schmerztherapie, aber auch bei Störungen der Mikrozirkulation, kann darüber hinaus der Procaineffekt im Sinne eines „Gefäßweitstellers" genutzt werden (auch Magnesium hat einen positiven Einfluss auf die Mikrozirkulation). Procain führt im Gegensatz zu den meisten anderen Lokalanästhetika zu einer kapillären Weitstellung. Nun wird durch eine gesunde Mikrozirkulation nicht nur die Funktion des Grundregulationssystems garantiert (siehe Grundlagen), sondern auch die Therapiefähigkeit chronifizierter Entzündungs- oder Schmerzorte. Die Mischung Procain + Base eröffnet damit in der Schmerztherapie auch bei bisher erfolglos behandelten Patienten eine hervorragende Therapieoption. Neben dem therapeutischen Effekt der Basenzufuhr kann zusätzlich eine Verbesserung der Procainwirkung durch Natriumhydrogenkarbonat erzielt werden, da der Abbau des Lokalanästhetikums verzögert wird, woraus eine deutlich höhere periphere Anflutungsrate von Procain erreicht wird und so dessen Moleküle in ausreichender Konzentration biologische Membranen am Zielort überwinden können. Damit ermöglicht die Basen-

Procain ist ausgezeichnet verträglich und im Gegensatz zu Lidocain nicht leberbelastend. Echte Procainallergien werden i.d. Literatur selten beschrieben. In den meisten Fällen gehen die Reaktionen auf Konservierungsmittel zurück. Zur Sicherheit: nur ein konservierungsmittelfreies Produkt verwenden, vor Applikation konjunktivalen Allergietest durchführen (1 Tropfen Procain in den Augenbindehautsack einträufeln, evtl. Reaktion abwarten) infusion eine ausgeprägte systemische Procainwirkung, wie sie bisher nicht möglich war. *Oettmeier* und *Reuter* konnten im Rahmen einer Anwendungsbeobachtung die Wirksamkeit der Procain-Baseninfusion dokumentieren. 281 Patienten mit vorwiegend akuten oder chronisch-schmerzhaften Erkrankungen wurden in die Untersuchung einbezogen. Es wurden Ruheschmerz, Belastungsschmerz und Allgemeinbefinden beurteilt. In allen drei Bereichen konnte eine deutliche Verbesserung erzielt werden und die Analgetikatherapie reduziert oder abgesetzt werden. Erwähnenswert ist auch die von den Patienten beobachtete Stabilisierung des Wohlbefindens. Durchschnittlich kamen 25 – 40 ml Procain 1% mit 25 – 60 ml 8,4 % Natriumbikarbonat zur Anwendung. Die Autoren, die inzwischen über 12.000 Anwendungen durchführten, berichten von keinem einzigen Zwischenfall.

Das Bibag-System

Die Firma Eu-Ru-Med GmbH vertreibt einen 2-Kammer-Infusionsbeutel, welcher die Herstellung einer individuellen Baseninfusion erheblich vereinfacht. Das gebrauchsfertige Infusionssystem enthält in jeweils 2 unterschiedlich großen Kunststoffbeuteln 400 ml NaCl 0.9% und 120 ml Natriumhydrogenkarbonat 8,4%. Der kleinere $NaHCO_3$-Beutel enthält eine Skalierung, mit deren Hilfe sich die individuell gewünschte Dosis abmessen lässt. Durch einen

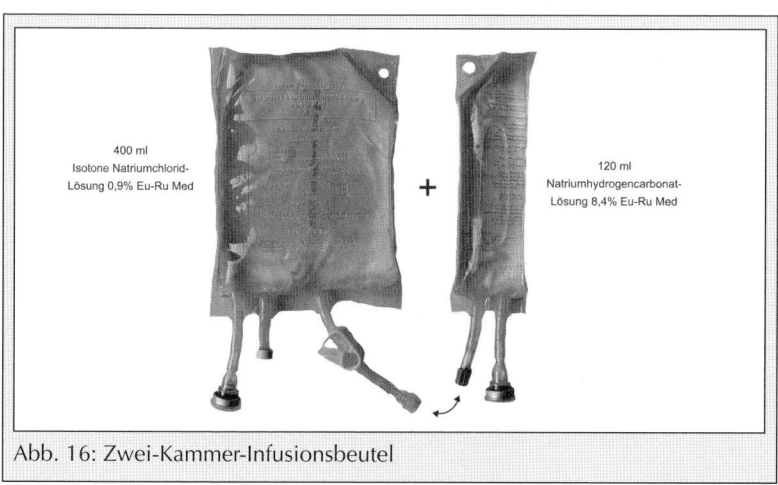

400 ml
Isotone Natriumchlorid-
Lösung 0,9% Eu-Ru Med

+

120 ml
Natriumhydrogencarbonat-
Lösung 8,4% Eu-Ru Med

Abb. 16: Zwei-Kammer-Infusionsbeutel

Verbindungsschlauch mit Abschlussklemme wird die benötigte $NaHCO_3$-Dosis in den Kochsalzbeutel hinübergedrückt. Ein separater Durchstichstopfen ermöglicht die Zugabe von weiteren Medikamenten.

Die Handhabung des Systems erweist sich als ausgesprochen einfach und hygienisch und ist darüber hinaus kostengünstig. Letzteres wird deutlich, wenn man die Kosten für einzelne Ingredienzien und Hilfsmittel zur eigenen, hygienisch nicht unbedenklichen, Herstellung einer Baseninfusion in der Praxis zusammenrechnet.

Cave: gibt man Natriumhydrogenkarbonat in einfache Plastik-NaCl-Flaschen, wird der Kunststoff angegriffen und geht in Lösung!

Behandlungsbeispiel Schmerztherapie

Behandlungsdauer: ca. 10 Infusionen innerhalb 10 bis 20 Tage

1. BiBag-Basis-Infusion: 400 ml NaCl + 60 – 80 ml $NaHCO_3$

Zusätze: 100 mg Procain (1 Amp. à 5 ml Procain 2%
bzw. 2 Amp. 1%)
50 mg Vitamin B_6 (2 Amp. Vitamin B_6-Hevert)
200 mg Vitamin B_1 (1 Amp. Vitamin B_1-Hevert)
3 mg Vitamin B_{12} (1 Amp. Vitamin B_{12}-Hevert)

2. BiBag-Basis-Infusion: 400 ml NaCl + 80 – 100 ml $NaHCO_3$

Zusätze: 200 mg Procain (2 Amp. à 5 ml Procain 2%)
50 mg Vitamin B_6 (2 Amp. Vitamin B_6-Hevert)
200 mg Vitamin B_1 (1 Am. Vitamin B_1-Hevert)
3 mg Vitamin B_{12} (1 Amp. Vitamin B_{12}-Hevert)

Bei unveränderter Schmerzstärke ab der 3. Infusion die Procain-Menge um jeweils 100 mg erhöhen, $NaHCO_3$ auf max. 120 ml. Ansonsten Dosiserhaltung bei Besserung und guter Toleranz.

Hinweis: Bei Herstellung einer individuellen Infusionlösung haftet der Anwender. Sicherheit in der Anwendung parenteraler Maßnahmen und den damit verbundenen Grundregeln in der Herz-Kreislauf-überwachung sowie der üblichen Notfallmaßnahmen (z.B. Schockbehandlung) sind Voraussetzungen für die Anwendung. Kenntnisse über die Pharmakologie der Wirksubstanzen müssen vorhanden sein bzw. bei den Herstellern eingeholt werden.

8. Säuren und Basen im Gastrointestinaltrakt

8.1. Grundlagen

8.1.1. Entstehung der Magensäure

In der interdigestiven Phase (Ruhephase) liegt der pH-Wert des Magens zwischen 2 und 3,5. In der digestiven Phase sinkt durch die Aktivität der Parietalzellen (Belegzellen) der pH-Wert des Magensaftes bis zu pH 1, was einer rund eine Million mal höheren Konzentration an Salzsäure als in den Zellen (pH 7) entspricht. Wie bereits bei den Grundlagen des Säure-Basenhaushaltes besprochen, ist die Salzsäureproduktion des Magens in die Bikarbonat-Synthese involviert: Salzsäure entsteht, indem Kohlendioxid aus dem Blut in die Belegzellen des Magens diffundiert. Unter Einwirkung des zinkabhängigen Enzyms Carboanhydrase – welches die Aufgabe hat, die nachfolgende Reaktion erheblich zu beschleunigen – wird das CO_2 mit dem natürlicherweise überall vorhandenen Wasser verbunden. Die hieraus entstandene Kohlensäure (H_2CO_3) zerfällt sofort wieder, allerdings in Bikarbonat (HCO_3^-) und die benötigten H^+-Ionen. Diese werden nun bei Bedarf – im Austausch mit Kalium – ins Magenlumen abgegeben. Damit sich das Kalium nicht übermäßig in der Belegzelle (also intrazellulär) anreichert, diffundiert es über einen speziellen Kaliumkanal wieder in das Magenlumen zurück, um dann erneut für einen Austausch zur Verfügung zu stehen. Dieser Prozess wird durch die sog. Protonenpumpen* gewährleistet. Auch das Bikarbonat kann nicht unbegrenzt

---

*Als Protonenpumpe bezeichnet man ein Enzym, welches mit Hilfe von energiereichem Adenosintriphosphat (ATP) Protonen durch die Zellmembranen hindurch in Richtung Magenlumen sowie Kaliumionen in umgekehrter Richtung transportiert. Hier setzen die sog. H2-Antagonisten (Cimetidin, Famotidin, Nizatidin und Raniditin) an. Sie blockieren die in der Membran der Parietalzellen enthaltenen Histaminrezeptoren und erzeugen auf diese Weise eine direkte und selektive Verringerung der Säuresekretion (zur Bedeutung des Histamins siehe „Regulation der Magensäureproduktion"). Bei den üblichen Dosierungen wird die Säuresekretion um 50 – 60% gesenkt.

in der Belegzelle zurückgehalten werden: es wird in das Blut abgegeben und steht hier zur weiteren Verwendung zur Verfügung. Damit im Magenlumen endgültig Salzsäure entstehen kann, werden noch Chlorid-Ionen aus dem Blut benötigt. Um diese in die Belegzellen des Magens zu bekommen, werden sie zunächst über einen Austauschkanal mit den angefallenen Bikarbonat-Ionen ausgetauscht. Somit wird gleichzeitig das Bikarbonat für weitere Aufgaben zur Verfügung gestellt. Die Belegzellen des Magens besitzen schlussendlich spezielle Chlorid-Kanäle, über die der Cl⁻-Transfer in das Magenlumen stattfindet.

Hinweis: es gibt keinen nachgewiesenen Rückkopplungsmechanismus, der bei Basenmangel zur vermehrten Salzsäureproduktion des Magens führt, um Bikarbonat zu bilden.

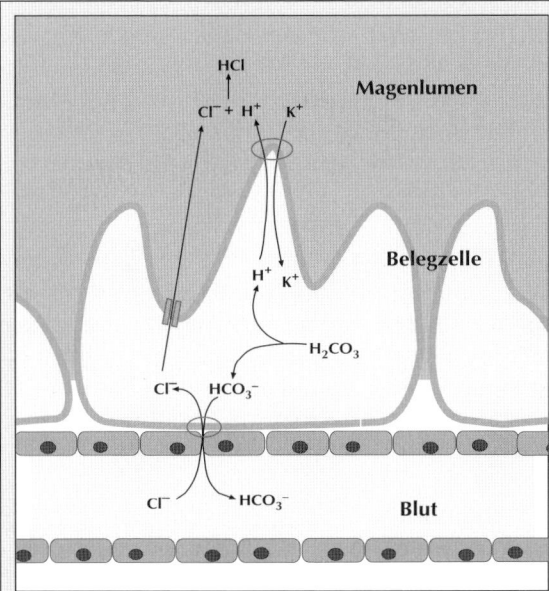

Abb. 17: Kohlendioxid (CO_2) diffundiert aus dem Blut in die Belegzelle des Magens. Dort verbindet sich CO_2 mit Wasser zu Kohlensäure (H_2CO_3), die aber sofort wieder zerfällt. Übrig bleiben die für die Salzsäureherstellung benötigten H^+-Ionen, aber auch Bikarbonat (HCO_3^-). Mit Hilfe von Kalium können die H^+-Ionen ins Magenlumen abgegeben werden. Das zur Salzsäureherstellung benötigte Chlorid wird dem Blut entnommen: im Austausch mit HCO_3^- gelangen Cl⁻-Ionen zunächst in die Belegzellen und von da aus über einen speziellen Cl⁻-Kanal ins Magenlumen, wo durch Verbindung von Cl⁻ und H^+ Salzsäure entsteht.

101

8.1.2. Schutz vor Selbstverdauung durch Bikarbonat und die Schleimhautbarriere

Um körpereigene (Magen-)Zellen vor pH 1 schützen zu können, müssen die Kontaktflächen des Magenlumens ungewöhnliche Eigenschaften aufweisen. Eine ähnliche Situation wiederholt sich im proximalen Duodenum, in dem zeitweise immerhin noch pH-Werte um 2 vorliegen. Ein entscheidendes Prinzip des Eigenschutzes beruht auf der lokalen Neutralisation der Salzsäure. Magen- und Duodenalschleimhaut sezernieren Bikarbonat. Die Schleimhaut des Duodenums ist unter physiologischen Umständen in der Lage, die gesamte aus dem Magen entleerte Säure zu puffern. Die Magenschleimhaut verfügt nicht über derartige Basenreserven, was letztlich ja auch unerwünscht ist. Der Mageninhalt muss stets maximal sauer bleiben. Höchstens 10% der normalen Säuresekretion vermag die Magenschleimhaut mit Hilfe von Bikarbonat zu puffern.

Eine mechanische Säurebarriere bietet der zähe Schleimfilm, der durch die Becherzellen der Magenschleimhaut produziert und abgegeben wird. Dieser Schleim bietet eine Diffusionsbarriere nicht nur für Pepsin, sondern auch für H^+-Ionen. Die Schleim-/Bikarbonatbarriere garantiert, dass die Epithelzellen in der Regel einem pH > 5 ausgesetzt sind.

Die Funktion bzw. Aufrechterhaltung dieser mechanisch-chemischen Barriere ist von einer intakten Schleimhautdurchblutung abhängig. Nicht nur O_2 und Substrate werden so herangeschafft, sondern auch Bikarbonat. Im Falle einer Schleimhautläsion hilft austretendes Wundexsudat, welches Bikarbonat aus dem Blut enthält, das für die Instandsetzung des Gewebes benötigte pH-neutrale Milieu zu gewährleisten.

8.1.3. Funktion der Magensäure

8.1.3.1. Denaturierung der Nahrung

Die Magensäure gewährleistet die Denaturierung von Proteinen als Voraussetzung für die weitere Verdauung. Die Proteine erreichen den Magen in aller Regel als riesige „Aminosäureknäuel", an denen die eiweißspaltenden Enzyme nur sehr schlecht angreifen können. Das Durchmischen des Mageninhaltes garantiert, dass die einzelnen Aminosäurestrukturen innerhalb des Speisebreis

Protonen aus der Salzsäure aufnehmen, wodurch sie eine positive Ladung erhalten. Diese stoßen sich zunehmend gegenseitig ab, so dass sich die Proteine schon nach kurzer Verweildauer im Magen „entwunden" haben und nun leichter eiweißspaltenden Enzymen zugänglich sind. Durch den extrem niedrigen pH-Wert wird parallel Pepsinogen zu Pepsin aktiviert. Pepsin hydrolysiert im Magen und im Dünndarm Proteine. Das pH-Optimum liegt für Pepsin in Abhängigkeit der zu hydrolysierenden Eiweißart bei etwa 2.

Im Hungerzustand werden im Magen alkalische pH-Werte erreicht, wodurch Pepsinogen inaktiv gehalten wird und somit der Magen vor Selbstverdauung geschützt wird.

8.1.3.2. Magensäure zur Antibiose
Alles, was tagtäglich oral aufgenommen wird, ist mehr oder weniger stark bakteriell, viral oder mykologisch kontaminiert. In Abhängigkeit von der Keimmenge, der Virulenz sowie der Konzentration der Magensäure ist der Organismus vor einer Infektion bzw. einem Aufwuchern der Mikroorganismen im enteralen System weitgehend geschützt. Die aufgezählten Abhängigkeiten sind allerdings variabel, so dass es aufgrund individueller Begebenheiten immer wieder zu Infektionen kommen kann.

Die variable Größe Keimzahl ist letztendlich immer von übergeordneter Bedeutung für nahrungsbedingte Infektionen. Untrennbar an die Keimzahl ist allerdings auch die Virulenz geknüpft: lösen schon zehn bis hundert Shigellen eine Durchfallerkrankung aus, werden für eine Salmonellose ca. eine Million Bakterien benötigt, für eine Cholera sogar etwa 100 Milliarden Vibrio-cholerae-Keime.

Eine besondere Bedeutung kommt der Magensäure in der Urlaubszeit bzw. bei Auslandsaufenthalten zu. Mikrobiologische Lebensmittel-Untersuchungen beispielsweise in Thailand haben gezeigt, dass ca. 12% der Lebensmittel mit enteropathogenen Erregern kontaminiert sind. Patienten, die an einer unzureichenden Magensäurebildung leiden, sind besonders stark infektionsgefährdet, weil die Konzentration des Säurebades im Magen nicht mehr ausreicht, um eine Abtötung der Keime zu gewährleisten. Das gleiche Prinzip gilt allerdings auch für Magengesunde, wenn sie zu den Mahlzeiten

103

(zu viel) Flüssigkeit aufnehmen. Reisemediziner empfehlen daher, auf eine Flüssigkeitsaufnahme während den Mahlzeiten in kritischen Ländern zu verzichten. Neben dem klassischen Rat: „Koch es, brat es, schäl es oder vergiss es" ein wichtiger Tipp zur Infektionsprophylaxe.

Eine akute infektiöse Gastritis ist immer mit Magenschmerzen verbunden und diese werden in der Regel mit einer zu starken Magensäurebildung assoziiert. Untersuchungen am Tiermodell konnten allerdings zeigen, dass eine Säureblockade die Situation verschärft. Gastrin regt bei einer infektbedingten Reizung der Magenschleimhaut die Ausschüttung von mehr Säure an, um dadurch Keime abzutöten. Diese Situation wurde am Tiermodell nachgestellt. Eine Gruppe der Tiere wurde 20 Tage mit einem Antibiotikum behandelt, die andere Gruppe mit Omeprazol, einem Medikament, das die Magensäure-Ausschüttung hemmt. Bei den Tieren, bei denen die Säurebildung geblockt wurde, zeigten sich stärkere Entzündungs-Schäden an den Schleimhautzellen und eine höhere Keimzahl im Magen als bei den mit Antibiotika therapierten Mäusen. Fazit: die Erreger können sich im säurearmen Milieu gut vermehren und so weiter für Entzündungen sorgen. Eine Hemmung der Säureproduktion ohne gleichzeitige Keimreduzierung kann sich also äußerst ungünstig auf den Krankheitsverlauf auswirken. Eine holländische Studie konnte anhand der Daten von fast 350.000 Patienten aufzeigen, dass die Einnahme von Magensäurehemmern das Risiko für Lungenentzündungen signifikant erhöht. Die Autoren Laheij und Greogor vermuten, dass ein erhöhter Magen-pH-Wert eine bakterielle und virale Besiedelung und damit die Infektion der Atemwege begünstigt. Aus den Studienergebnissen wird die Empfehlung abgeleitet, bei Personen mit erhöhtem Pneumonie-Risiko zurückhaltend mit Säurehemmern umzugehen. Dies gilt beispielsweise für Immunsupprimierte, ältere Patienten, Kinder, Asthmatiker und Patienten mit COPD (= chronic obstructive pulmonal disease).

8.1.3.3. Magensäure zum Schutz vor Nahrungsmittelallergien
Untersuchungen am Tiermodell haben gezeigt, dass das Säurebad von Nahrungsbestandteilen auch hinsichtlich Denaturierung potenzieller allergener Strukturen bedeutsam ist. Jensen-Jarolim

et al. konnten in ihrer Arbeitsgruppe zeigen, dass bereits ein pH-Anstieg von 2,5 auf 2,75 die Verdauung von Fischprotein (hier Kabeljauprotein) vollständig inhibiert. Aufgrund der mangelnden Denaturierung weist das Fischprotein ein mehr als 10.000-fach erhöhtes allergenes Potenzial auf. Bei Untersuchungen an 150 mit H_2-Blockern oder Protonenpumpenhemmern behandelten Magenkranken, die vor der Therapie keine Allergieanamnese aufzeigten, konnte bei fünf Studienteilnehmern innerhalb von 3 Monaten ein erhöhtes IgE gegen Haselnuss nachgewiesen werden. Acht Monate nach Therapie zeigten vier der Betroffenen einen positiven Pricktest. Drei Teilnehmer reagierten klinisch auf den Verzehr von Nüssen auch noch zwölf Monate nach Absetzen der Behandlung. Die Ausweitung der Diagnostik zeigte bei insgesamt 15% der Magensäure-geblockten Patienten IgE-Antikörper gegen zumindest eines von 19 getesteten Nahrungsmittel.

Fazit: Der Mangel an Magensäure birgt ein erhöhtes Sensibilisierungsrisiko gegenüber Nahrungsmitteln. Im Rahmen einer längerfristigen säurebindenden oder –hemmenden Therapie sollte eine hypoallergene Kost empfohlen werden. Bei verdächtigen Symptomen (orale Allergiesymptome, Auftreten von Magen-Darmbeschwerden innerhalb von max. 60 Minuten nach Verzehr eines Nahrungsmittels) sollte mittels RAST-Tests eine Sensibilisierung ausgeschlossen werden.

Hinweis: Erhöhtes Allergierisiko durch Pankreasinsuffizienz-bedingte Maldigestion siehe unter „Die gestörte Pankreasfunktion als Ursache für Allergien".

8.1.4. Regulation der Magensäuresekretion

Aufgrund der ständig wechselnden Situationen muss das gesamte Verdauungssystem gut reguliert werden. Die Sekretion der Magensäure unterliegt dabei auch einer tageszeitlichen „Grundschwankung" und wird nicht ausschließlich durch Nahrungsreize in Gang gesetzt. Die folgenden drei Substanzen spielen bei der Freisetzung von Magensäure eine besonders wichtige Rolle:

- **Acetylcholin** wird von parasympathischen Nervenzellen (N. vagus) ausgeschüttet und wirkt an den Beleg- und Hauptzellen des Magens. Acetylcholin gilt insgesamt als Beschleuniger sämtlicher Verdauungsfunktionen.

• **Gastrin** reguliert den Säuregehalt des Magens und gilt als primärer Regulator der nahrungsinduzierten Säuresekretion unter physiologischen Bedingungen. Die Gastrinausschüttung erfolgt einerseits unspezifisch durch Dehnung der Magenwand und andererseits spezifisch durch Peptide im Magenlumen, parasympathische Stimulation sowie durch Alkohol und Koffein. Als im Blutstrom zirkulierendes Hormon wirkt Gastrin auf die Sekretion der HCl-bildenden Parietalzellen der Magenschleimhaut und stimuliert die Freisetzung von Pepsinogen. Ein niedriger pH-Wert (ab ca. 3) reduziert die Gastrinfreisetzung, ab einem pH von etwa 2 sistiert sie. Eine duodenale Gastrinausschüttung findet statt, wenn unzureichend denaturierte Proteine das Duodenum erreichen. Der Magen erhält auf diesem Wege die Information, dass dort die hydrolytische Aktivität (Pepsinogenausschüttung) wieder intensiviert werden muss.

• **Histamin** arbeitet eng mit Gastrin zusammen. Es wird aus endokrinen Zellen freigesetzt, die sich in enger Nachbarschaft der Belegzellen befinden. Histamin wirkt im Magen als Mediator, der durch vagale Stimulation oder durch Gastrin auf parakrinem Wege freigesetzt wird. Ein Gastrinmangel zieht eine unzureichende Histaminausschüttung nach sich.

Eine Hemmung der Magensäuresekretion geschieht in erster Linie durch einen niedrigen pH-Wert im duodenalen Bereich, der über das Hormon Sekretin auf dem Blutweg an die Belegzellen gemeldet wird. Darüber hinaus wirken die Hormone Somatostatin und VIP (vasoaktives intestinales Peptid) der Wirkung von Gastrin und Histamin entgegen. Die Freisetzung von Somatostatin wird durch Gastrin, eine hohe Protonenkonzentration im Magen sowie durch Erregung cholinerger Neurone (parasympathische Aktivität) geregelt.

Es besteht eine intensive Verschaltung zwischen dem zentralen Nervensystem und dem Hormonsystem des Magen-Darmtraktes, die erlaubt, dass sowohl zentrale nervale Signale durch Hormone

106

reguliert werden, als auch nervale Signale die Hormonausschüttung in der Peripherie modulieren und dass lokale Regelkreise sowohl des ZNS als auch des Magen-Darmtraktes durch endokrine Signale moduliert werden. Transmitter für nervale Signale fungieren hier als Hormone und umgekehrt. In erster Linie wird die Magensäuresekretion über den N. vagus reguliert, wobei hier Hormone wie TSH und CRF (Corticotropin releasing factor) maßgeblich beteiligt sind. TSH stimuliert die Magensäuresekretion, moduliert die Magenentleerung sowie den mukosalen Blutfluss. CRF wirkt zentral als potenter Inhibitor der Magensäureproduktion.

Zusammenbruch der Schleimhautbarriere am Beispiel der akuten Ulkuskrankheit (Stressulkus)

Die Entstehung einer Ulzeration im Bereich des Magens oder Duodenums ist immer an einen Verlust des Gleichgewichtes zwischen Säureproduktion einerseits und Protektion der Mucosa andererseits gebunden. Vielerlei Einflüsse können dieses Gleichgewicht empfindlich stören.

Wie unter „Schutz vor Selbstverdauung" beschrieben, ist eine intakte Durchblutung der Magenschleimhaut Voraussetzung für eine stabile Barriere. Beeinträchtigungen der Durchblutung, z.B. durch Engstellung der Gefäße, führen nicht nur zu einer unzureichenden Sauerstoff- und Substratversorgung, sondern letztlich auch zu einer lokalen Azidose. Saure Metabolite (Laktat) und rückdiffundierende H^+-Ionen sowie CO_2 werden nicht mehr rasch genug abtransportiert bei gleichzeitigem Mangel an herangeschafftem Bikarbonat. Hält diese Situation zu lange an bzw. bleiben die Ursachen unbehandelt, bricht die Funktion der Schleimhautbarriere vollständig zusammen: ein Ulkus entsteht.

8.2. Hyperazide Störungen

Die zentrale Steuerung der Magensäureproduktion erklärt, wieso bei hyperaziden Patienten üblicherweise ein erhöhter Vagotonus nachweisbar ist. Die erhöhte Sekretionskapazität des Magens sowohl für Säure als auch für Pepsin führt zu unterschiedlichen Folgeproblemen. Bei prädisponierten Patienten kann dies zur Entstehung von chronischen Duodenalulzerationen führen. Ulcus-duodeni-Patienten reagieren im Mittel stärker auf endogenes und exogenes Gastrin und setzen mehr Gastrin nach Nahrungsaufnahme frei. Dementsprechend ist auch die Säuresekretion gesteigert. Dies spricht insgesamt für eine konstitutionell erhöhte Sensitivität gegenüber verschiedenster Stimuli (Nahrungsaufnahme, Rauchen, Alkohol, Stress). Kommt es in Folge dieser regulativen Störungen zu duodenalen Ulcerationen, ist von einer gleichzeitigen Störung der Sekretionshemmung auszugehen. Bestehen zusätzlich Motilitätsstörungen im Sinne einer beschleunigten Magenentleerung, kann es zu einer Überforderung der Bikarbonatpufferung des Mageninhaltes im Duodenum kommen, so dass hier die lokale Säurebelastung stark erhöht wird. Bei Patienten mit Ulzera konnte darüber hinaus eine verminderte Bikarbonatsekretion des proximalen Duodenums nachgewiesen werden. Bei Rauchern wird die Situation durch eine zusätzliche Reduzierung der pankreatischen Bikarbonatsekretion verschärft.

8.2.1. Vagotone Regulationsstörung

Vagotone Regulationsstörungen sind typisch für eine Dysbalance des autonomen Nervensystems mit Überwiegen der parasympathischen Erregung (vagotone Fehlregulation), wie sie meist im Rahmen einer – konstitutionellen – vegetativen Labilität nachweisbar ist. Die Patienten klagen über Symptome wie Hypotonie, Bradykardie, Miosis, Hyperazidität, beschleunigte (teils spastische) Magen-Darm-Motorik, Bronchialspasmen, vermehrte Speichel- und Magensäuresekretion sowie periphere Durchblutungsstörungen.

Im Gegensatz zur sympathikotonen Überlagerung zeigt sich die vagotone Starre durch erniedrigte Spiegel der Elemente Kalium, Magnesium, Eisen und Zink. Umgekehrt verhalten sich die extrazellulären Elemente Natrium und Kalzium: sie erscheinen erhöht im Vollblut-Mineralstoff-Profil.

Neben konstitutionellen Ursachen können auch Distress, Schlafdefizit, unzureichende Bewegung, Rauchen oder soziale Isolation mit chronischen Regulationsstörungen des Vegetativums in Verbindung gebracht werden. Ein wichtiger Hinweis auf entsprechende Regulationsstörungen geben Kontrolluntersuchungen, bei denen trotz erfolgter orthomolekularer Therapie keine Verteilungsänderungen der erwähnten Elemente herbeizuführen waren. (Therapie vegetativer Regulationsstörungen siehe unter 8.3.3.)

8.2.2. Reduzierung der Magensäuresekretion

Wie bereits beschrieben, beruht bei vielen Patienten die Hyperazidität auf einer konstitutionellen Überreaktion auf entsprechende Stimuli. Die erste therapeutische Konsequenz definiert sich somit selbst: die Betroffenen müssen sich disziplinieren und die individuell unverträglichen Nahrungs- bzw. Genussmittel meiden. Da die Magensäureproduktion einer zentralnervösen Steuerung unterliegt, kann bei chronischen Hyperaziditätsbeschwerden, die ansonsten keiner Ursache zuzuordnen sind (siehe unter Helicobacter pylori) eine „neurovegetative Regulationstherapie" empfohlen werden (Details siehe unter „Vagotone Regulationsstörungen" / „Therapeutische Möglichkeiten").

Die Regulation der Magensaftproduktion ist eine Domäne der Phytotherapie, wobei hier die Möglichkeiten einer Stimulation der Sekretion im Gegensatz zur Hemmung einer solchen deutlich überwiegen. Eine alte indianische Heilpflanze, Anguraté, kann beides. Die in den Anden wachsende Heilpflanze gehört in die Familie der sog. Blumennesselgewäche (Loasaceen). Es handelt sich um einen Strauch, der an den trockenen Gebirgshängen und in den Tälern weit verbreitet vorkommt. Anguraté ist ein in der südamerikanischen Volksmedizin traditionell verwendetes Magenheilmittel. Für den europäischen Markt wurde es 1950 von W.E. Ronneburg entdeckt. Seit 1956 ist es als Anguraté-Magentee aus Peru im Handel. Zu den Wirkstoffen zählen in erster Linie phenolische Verbindungen (Quercetin, Kämpherol, Ferulasäure, Kaffeesäure, Chlorogensäure sowie Cumarinderivate). Neben den spasmolytischen und entzündungshemmenden Eigenschaften reguliert das Zusammenspiel der Wirkstoffe die Magensäureproduktion. Bei Subazidität wirkt Anguraté stimulierend, bei Hyperazidität hemmend. Vor allem die Reduzierung der Salzsäureproduktion wurde bereits 1954 von Ortiz et al. nachgewiesen. An freiwilligen nüchternen Versuchspersonen wurden die pH-Veränderungen des Magensaftes nach Einnahme einer definierten Testmahlzeit (35 gemahlene Kekse und 350 ml Wasser) mit und ohne zusätzliche Gabe von Anguraté bestimmt. Im Vergleich zur Kontrollgruppe ließ sich unter Anguraté eine deutliche Senkung der Säureproduktion nachweisen. Für die volle Entfaltung der Wirkung ist die vorschriftsmäßige Zubereitung zu beachten. Die Droge wird in siedendes Wasser gegeben und vor dem Abseihen 7 bis 8 Minuten gekocht. Beim Gebrauch von Filterbeuteln lässt man diese nach dem Überbrühen ebenfalls 7 – 8 Minuten zum Ziehen in der Tasse. Die Anwendung erfolgt kurmäßig bis zum Abklingen der Beschwerden in einer Dosierung von 1 – 2 Tassen 3 x täglich ca. 15 Minuten vor den Mahlzeiten. Anguraté kann mit anderen allopathischen sowie naturheilkundlichen Therapeutika kombiniert werden.

Quelle: Reglin, F.; Wehmeyer, P.: Spezielle Phytotherapie; Ralf-Reglin Verlag, Köln 1995

8.2.3. Respiratorische Beschwerden durch Magensäure / gastroösophagealer Reflux

Sodbrennen, saures Aufstoßen, Brennen im Hals, chronische Nasennebenhöhlenaffektionen, Husten und Asthma bronchiale – bei solchen Symptomen kann Magensäure die Ursache sein. Bei Patienten mit Asthma bronchiale lässt sich in vielen Fällen ein gastroösophagealer Reflux nachweisen. Die Prävalenz des Reflux bei Asthmatikern wird in der Literatur mit bis zu 82% angegeben. Allerdings herrscht Uneinigkeit darüber, ob nicht viel eher die bei asthmatischen Zuständen veränderten Druckverhältnisse zwischen Thorax und Abdomen eine Rolle spielen. Ein höherer negativer Pleuradruck, der zur inspiratorischen Entfaltung einer veränderten Lunge erforderlich ist, führt zu einer Druckzunahme im Abdomen und gleichzeitig zu einem erhöhten intrathorakalen Sog. Wenn der transdiaphragmale Druck größer ist als der Sphinkterdruck, kommt es zum Reflux von Magensäure bzw. saurem Mageninhalt.

Steigt Magensäure in den Ösophagus auf, kann eine reflektorische Reizung des Nervus vagus im distalen Ösophagus zu Husten und Bronchokonstriktion führen. Darüber hinaus kann ein Reflux direkt bis in den Larynx oder Pharynx gelangen, so dass es durch Direktkontakt zu Reflexmechanismen kommt. Die Nasennebenhöhlen können durch Salzsäure-Dämpfe im Mitleidenschaft gezogen werden. In den USA wurden 30 Kinder im Alter zwischen 2 und 18 Jahren, die wegen ständiger Entzündung der Nasennebenhöhlen immer wieder in ärztlicher Behandlung waren, auf einen Reflux untersucht. Bei den Kindern wurde mit einer speziellen Sonde über 24 Stunden der pH-Wert in der Speiseröhre und im Nasenrachenraum gemessen. Bei 63% der jungen Patienten wurde ein gastroösophagealer Reflux nachgewiesen. Bei 6 Kindern konnte gar ein Reflux bis in den Nasenrachenraum festgestellt werden.

Therapeutisch wird üblicherweise ein Säureblocker empfohlen. Unabdingbar ist zunächst allerdings eine Korrektur ungünstiger Lebensgewohnheiten. Rauchen und übermäßiger Kochsalzgebrauch erhöhen einer schwedischen Fallkontrollstudie zufolge das Risiko für Sodbrennen um jeweils 70%. Dagegen waren Kaffeegenuss, Verzehr von ballaststoffreichem Brot sowie eine sportliche Betätigung mit verringerten Refluxraten assoziiert. Tee- und Alkoholgenuss scheinen keinen negativen Einfluss zu haben. Darüber hinaus kann das regelmäßige Kauen von Kaugummi empfohlen werden. Eine Untersuchung an 21 Freiwilligen mit gastroösophagealem Reflux hat ergeben, dass durch das Kauen von Kaugummi nach der Einnahme von Testmahlzeiten die Zeit, in der der pH unter 4 lag, signifikant reduziert werden konnte.

Bevor zu Säureblockern geraten wird, lohnt sich ein Therapieversuch mit einem natürlichen Produkt aus Algen. Der Wirkstoff Natriumalginat (Gaviscon, Advance®) bildet nach Kontakt mit Salzsäure ein hochviskoses „Floß" niedriger Dichte, welches auf der Oberfläche des Mageninhalts „schwimmt" und den Reflux von Mageninhalt in den Ösophagus mechanisch verhindert. Auf diese Weise verbleiben Säure, Pepsin und Speisebrei im Magen. Durch Reaktion des in der Formulierung enthaltenen Bikarbonats mit HCl entstehen Kohlendioxid-Basen, die sich in dem „Floß" verfangen, so dass dieses auf der Oberfläche des Mageninhalts schwimmen kann. Aufgrund des Kalziumkarbonat-Gehalts erhält das Floß eine erstaunliche Festigkeit, da ein quervernetztes Gitterwerk entsteht. Das Floß verbleibt bis zur Magenentleerung auf der Oberfläche des Mageninhalts. Gaviscon kann auch bei schwangerschaftsbedingtem Reflux empfohlen werden.

Cave Karzinom

Adenokarzinome im Ösophagus als Folge eines Säurereflux werden auch in Deutschland immer häufiger. Würden die lästigen Beschwerden rechtzeitig intensiv therapiert, könnten bis zu 90% der säurebedingten Entartungen des Epithels vermieden werden. Für die Jahre 1985 bis 1993 weist das Krebsregister des Saarlandes einen Anstieg der Ösophagus-Karzinome um 50% aus.

Bei langdauernder Refluxkrankheit durchläuft das chronisch verätzte Gewebe typische schrittweise Veränderungen, bis irgendwann die Zellen maligne entartet sind. Um diese Entwicklung abzuwenden, soll der pH im Magen möglichst lange auf Werte über 4 gebracht werden. Eine derart starke Säuresuppression gelingt nur mit Protonenpumpenhemmern in ausreichend hoher Dosierung. Welche Folgen für den Patienten daraus erwachsen, muss im Einzelfall diskutiert werden. Es gilt das deutlich erhöhte und unzweifelhaft bestehende Karzinomrisiko gegen die Nebenwirkungen der Therapie abzuwägen (s. auch Einleitung des folgenden Kapitels).

8.3. Hypoazide Störungen

Im Falle einer unzureichenden Magensaftbildung kommt es insbesondere bei Verzehr von Proteinen zu einer nur unzureichenden Denaturierung: aufgrund von Protonenmangel werden nicht alle Aminosäuren positiv geladen. In Folge treten unterschiedliche Ladungszustände der Aminosäuren ein, worauf diese sich nun nicht gegenseitig abstoßen, sondern anziehen. Eine Verklumpung der Proteine bzw. eine gestörte Eiweißdenaturierung beeinträchtigt die nachfolgenden Verdauungsvorgänge (s. auch unter Funktion der Magensäure). Unzureichend verdautes Protein kann nicht enteral resorbiert werden, so dass die intestinale Fäulnisflora ein Überangebot an Nahrungssubstrat erhält. Es entsteht eine Fäulnisdysbiose. (s. dazu „Die gestörte Pankreasfunktion als Ursache für Veränderungen der Darmflora").

Bei pH-Werten > 4,5 ist eine Aktivierung von Pepsionogen kaum mehr möglich, so dass die hydrolytische Aktivität der Enzyme weitgehend sistiert. Eine unzureichende Magensäurebildung – auch deren therapeutische Bindung oder Hemmung - erhöht das Risiko für Nahrungsmittelallergien (s. unter „Magensäure zum Schutz vor Nahrungsmittelallergien").

8.3.1. Sympathikotone Regulationsstörung
Eine chronische Dysbalance des autonomen Nervensystems mit Überwiegen der sympathischen Erregung hat viele Ursachen. Neben genetischen Faktoren lassen sich bei Insulinresistenz oder Diabetes mellitus, Adipositas, Hypertonie, Depression sowie bei Angstzuständen sympathikotone Überaktivierungen nachweisen. Auch Distress, Schlafdefizit, unzureichende Bewegung, Rauchen oder soziale Isolation sind ursächlich damit in Zusammenhang zu bringen. Die Patienten zeigen eine Mydriasis, eine Neigung zu Tachykardie, eine erhöhte Erregbarkeit der Vasomotoren, vermehrtes Schwitzen, verminderte Magen-Darm-Peristaltik sowie eine Neigung zu Subazidität.

8.3.2. Diagnostische Möglichkeiten
Eine sympathikotone Fehlregulation zeigt sich im Vollblut-Mineralstoff-Profil durch erhöhte Spiegel der erythrozytär gebundenen Elemente Kalium, Magnesium, Eisen und Zink. Charakteristischerweise erscheinen die Serumelemente Natrium und Kalzium erniedrigt. Diese Konstellation ist typisch für sympathikotone Fehlregulationen.

Unter einer nicht diagnostizierten atrophischen Gastritis leiden 18% der 45-Jährigen und mehr als 50% der über 70-Jährigen. Die häufigste Ursache ist eine Infektion mit Helicobacter pylori. Auch Autoimmunprozesse können zu Schleimhautatrophien des Magens führen. Da eine Atrophie der Korpusschleimhaut mit einer verminderten Pepsinogen-Sekretion verbunden ist, bietet sich Pepsinogen 1 im Serum als Laborparameter zur Beurteilung der Magensaftsekretion an. Pepsinogene sind die Vorstufen des Enzyms Pepsin. Das Pepsinogen 1 wird von den Hauptzellen des Korpus produziert. Es gibt eine Korrelation zwischen dem Verlust dieser Hauptzellen, die durch eine Atrophie ausgelöst werden und der Pepsinogen-1-Konzentration im Serum. Werte < 25 µg/l indizieren eine moderate bis schwere atrophische Gastritis der Magenkorpus-Schleimhaut. Der Parameter Gastrin 17 dient der Beurteilung des Magenantrums.

Beachtenswert: Die Magensäureproduktion ist von dem zinkhaltigen Enzym Carboanhydrase abhängig. Bei Patienten, die unter einer unzureichenden Magensäureproduktion leiden, sollte mittels der Vollblutdiagnostik ein Zinkdefizit ausgeschlossen werden!

8.3.3. Therapeutische Möglichkeiten

Eine ausgedehnte atrophische Gastritis, die im Gegensatz zu den funktionellen Störungen (Reizmagen, Gastropathia nervosa) weitgehend symptomlos verlaufen kann, lässt sich mit den üblichen magenwirksamen Phytotherapeutika nicht mehr beeinflussen. Zurückhaltend muss auch der Einsatz von Salzsäure und Pepsin beurteilt werden, da die tatsächlich benötigten Konzentrationen erhebliche Verätzungsrisiken im oroösophagealen Bereich mit sich bringen würden. Dennoch sollte ein Therapieversuch beispielsweise mit dem Präparat Unexym MD S® gemacht werden, zumal die im Dragee-Kern enthaltenen Pankreasenzyme die weiteren Verdauungsabläufe verbessern. Zusätzlich kann Pepsin in Form von Citropepsin® forte Dragees verordnet werden. Therapeutische anzustreben wäre a) eine Anregung der Magensaftsekretion und der Säurebildung, deren Möglichkeiten aber eng mit dem Grad der Magenschleimhautatrophie verknüpft sind und b) der Schutz des veränderten Gewebes.

Wie auch zur Behandlung funktionell-achylischer Zustände bieten sich Phytotherapeutika aus der Gruppe der Bitterstoffe an, die über eine Reizung der Geschmacksrezeptoren reflektorisch zu einer Anregung der Magensaftsekretion wie auch der Magenmotilität führen (Amara tonica, z.B. in Form von Amara-Tropfen Pascoe® oder Unex® Amarum Tropfen). Auch Kräutertees können eingesetzt werden. Bewährt hat sich eine Mischung aus Tausendgüldenkraut, Schafgarbe und Pfefferminze:

Rp.
Herb. Centaurii
Herb. Millefolii
Fol. Menth. Pip.   aa 20.0

M.f.spec. D.S. 1 Teelöffel auf 1 Tasse, vor dem Essen kalt oder lauwarm trinken.

Ein therapeutischer Effekt ist allerdings nur dann zu erwarten, wenn noch ausreichend stimulierbares Drüsengewebe vorhanden ist.

Da atrophische Gastritiden immer eine Maldigestion nach sich ziehen, ist mit entsprechenden Mikronährstoffdefiziten zu rechnen. Von besonderem Interesse sind in diesem Zusammenhang verschiedene Aminosäuren, die Vitamine B_3, B_{12} und C sowie das Element Zink. Das Spurenelement Zink ist nicht nur aufgrund seiner schleimhautschützenden Eigenschaften bedeutsam, sondern wird auch zur Produktion von Salzsäure sowie zur Produktion des eiweißspaltenden Enzyms Carboxypeptidase (Pankreas) benötigt.

Vitamin-C-Mangel führt zu einer verminderten Aktivität des Peptidhormons Gastrin, da einige Peptide erst am C-terminalen Ende amidiert* werden müssen, um biologisch aktiv zu sein. Vitamin C ist ein Co-Faktor für ein Enzym, das an der Amidierung beteiligt ist (Hilsted et al., 1986).
* Amidierung: chem. Prozess, Eingliederung einer Aminogruppe in eine organische Verbindung

Bei einem Mangel an Magensäure wird das Enzym Pepsinogen nur noch unzureichend in die verdauungswirksame Form Pepsin umgewandelt. Daraus entwickelt sich eine unzureichende Eiweißverdauung, woraus das Risiko einer unzureichenden Versorgung mit Aminosäuren resultiert. Aus diesem Grund sollten hypoazide Patienten ihre Nahrung mit Eiweißhydrolysaten ergänzen (z.B. Amino plus®, Kyberg Pharma).

Zur Beurteilung der Situation empfiehlt sich ein Mikronährstoff-Screen.

Aufgrund seiner komplexen Zusammensetzung kann das Diätetikum Mucozink® empfohlen werden, zumal dieses neben den oben beschriebenen Mikronährstoffen auch die Aminosäuren Glutamin und Taurin enthält.

Zur Entzündungshemmung sowie zur Unterstützung der Schleimhautrestitution kann eine Mischung aus Kamillenwirkstoffen und Dexpanthenol (Gujazulen + Bepanthen® Lutschtabletten) empfohlen werden. Diese Wirkstoffkombination hat sich als Adjuvans bei

Magen- oder Duodenalulkus, Sub- oder Hyperazidität sowie dyspeptischen Beschwerden infolge Sodbrennen bewährt.

Im Rahmen einer parenteralen Therapie kann neben einer kurmäßigen Anwendung von Mucosa comp.® in Verbindung mit Coenzyme compositum® und Ubichinon compositum® eine Therapie mit Regeneresen® sinnvoll sein.

8.3.4. Therapie vegetativer Störungen

Eine neurovegetative Regulationsstörung bedarf besonderer therapeutischer Schritte, wobei der Oberbegriff „Umstimmungstherapie" an erster Stelle zu nennen wäre: Polyxan®-Tropfen (je nach vegetativer Ausgangslage zu wählen; Information über den Hersteller), Akupunkturverfahren, Eigenbluttherapien, Neuraltherapie, Sauna- und Bäderanwendungen, Antihomotoxische Ansätze n. Reckeweg, Lebensordnung (körperliche Betätigung, Normalisierung des Schlafes, Gewichtsreduktion, Stressabbau usw.).

Besonders bewährt hat sich die intravenöse Anwendung von Neurotropan®. Das Präparat enthält als Wirkstoff Cholinzitrat, so dass nach Applikation die Wirkung des körpereigenen Acetylcholin aktiviert und verstärkt wird. Acetylcholin gehört zu den wichtigsten Überträgersubstanzen an den Schaltstellen des autonomen Nervensystems und dient darüber hinaus der neuro-muskulären Reizübertragung. Die intravenöse Applikation – vorzugsweise in Form einer Kurzinfusion mit 3 bis 5 Ampullen – führt zwar primär zu einem parasympathikotonen Anstoß, der aber durch eine anschließende Gegenregulation des Sympathikus beantwortet wird. Ziel der Therapie ist es, durch Wiederholung dieser Reize das Gleichgewicht zwischen Parasympathikus und Sympathikus zu stabilisieren.

8.4. Helicobacter pylori

Helicobacter pylori, synonym mit Campylobacter pylori bezeichnet, ist ein weltweit verbreitetes Bakterium, das sich beim Menschen nur im Magen vermehren kann. Man nimmt an, dass etwa 50% der Weltbevölkerung mit Helicobacter pylori infiziert sind. Es gibt jedoch große Unterschiede zwischen verschiedenen Populationen. Der sozioökonomische Status spielt offenbar eine wichtige Rolle. In Entwicklungsländern ist die Mehrheit der Kinder jenseits des 5. Lebensjahres infiziert. Nach verschiedenen Untersuchungen kann die Infektion bei 20 bis 40% aller Personen in der Schweiz und in Deutschland nachgewiesen werden. Pro Jahr werden etwa 0,5% aller Personen neu Helicobacter-positiv. Bei Personen über 50 Jahre findet sich Helicobacter jedoch unverhältnismäßig häufig (in einer bayerischen Studie bei über 70% dieser Altersklasse).

Der Infektionsweg ist nicht restlos geklärt. Vieles spricht für eine fäkal-orale Übertragung, wahrscheinlich bereits schon von Mutter zu Kind. Möglicherweise kann der Erreger auch von Mund zu Mund übertragen werden. Bei Kindern kommen Magen- und Zwölffingerdarmgeschwüre sowie Magenschleimhautentzündungen immer häufiger vor. Es sind sogar schon akute Geschwüre bei Neugeborenen aufgetreten. Eine Beteiligung von Helicobacter pylori ist bei Kindern sehr stark abhängig von den sozioökonomischen und ethnischen Verhältnissen. In Mittel- und Nordeuropa sind Helicobacter Infektionen bei Kindern unter vier Jahren eher selten.

8.4.1 Symptomatik
Besonders bei Säuglingen und Kleinkindern sind Krankheitssymptome nur schwer zuzuordnen, weil sie sie nicht in der Art eines Erwachsenen beschreiben können. Deshalb sollten die Eltern die Symptome kennen: Krampfartige, stechende, drückende oder brennende Schmerzen, die beim oder nach dem Essen oder auch vor dem Essen, nachts und am frühen Morgen auftreten können. Auch Erbrechen, Übelkeit, Appetitlosigkeit und schlechte Laune können Krankheitszeichen sein. Im Säuglingsalter sollte insbesondere bei Schreikindern und Kleinkindern, die viel über Bauchschmerzen klagen, unbedingt der einfach zu handhabende H. pylori-Stuhltest durchgeführt werden (s. Labordiagnostische Möglichkeiten).

Im Säuglingsalter sollte bei Schreikindern und bei Kleinkindern, die viel über Bauchschmerzen klagen, der einfach durchzuführende H.-pylori-Stuhltest angewandt werden.

8.4.2. Erregereigenschaften
Dass H. pylori von Mensch zu Mensch übertragen werden kann,

zeigen auch frühere Berichte aus Einrichtungen, die zu Studien-
zwecken bei gesunden Probanden Magensaftuntersuchungen und
Biopsien durchgeführt haben. Es ereigneten sich dort in einigen
Fällen epidemische Gastritiden, bei denen Dyspepsie, übelriechen-
der Atem, Bauchschmerzen, Veränderungen der Säuresekretions-
fähigkeit, Kopfschmerzen, Hungergefühle und letztlich eine endo-
skopisch gesicherte Gastritis nachweisbar waren. Selbstversuche
mit 10^9 Keimen von H. pylori, die oral aufgenommen wurden, führten zu den gleichen Erscheinungen.

Helicobacter pylori nistet sich vor allem im Antrum ein und zwar
unter der Gelschicht, welche die Magenschleimhaut vor Selbstverdauung schützt. Seine Stoffwechselaktivität führt zu einer
chronischen Entzündung mit veränderter Morphologie der Magenschleimhaut. Trotz der hohen Infektionsrate erkranken jedoch nur
verhältnismäßig wenige Helicobacter-positive Personen an einem
Duodenal- oder Magenulkus. Dieses Phänomen zeigt, dass offensichtlich mehrere, insbesondere patiententypische Faktoren zusammen kommen müssen, damit eine Infektion bzw. eine Gastritis entsteht.

Wie bereits aufgeführt garantiert das intakte Magenmilieu einen
weitestgehenden Infektionsschutz. Der pH-Wert im Mageninneren
ist so niedrig, dass kein Erreger darin überleben kann. Auch
Helicobacter pylori ist normalerweise nicht dagegen gefeit. Dennoch gelingt es dem Bakterium einerseits durch seine spezifischen
Fähigkeiten und andererseits durch patientenabhängige Veränderungen im Bereich des Magens, schnell in die Magenschleimschicht
einzudringen. Dort findet sich kein Pepsin mehr und es herrscht
ein fast neutraler pH-Wert. Die wichtigste Phase der Infektion sind
also die allerersten Minuten, in denen das Bakterium das Magen-
innere überlebt bis es in den sicheren Schleim gelangt. Dort passt
es sich nicht nur gut an die Gegebenheiten an, sondern ist darüber
hinaus imstande, sein Umgebungsmilieu selbst zu gestalten: es
produziert Enzyme und Ammoniak, die in seiner Umgebung den
pH-Wert erhöhen, so dass es in der Schleimhaut bzw. in einer Hül-
le aus Ammoniak dauerhaft gut überleben kann. Außerdem ist es
durch rotierende Geißeln, sog. Flagellen, beweglich und flink. Mit
Rezeptoren an seiner Oberfläche kann es bestimmte Substanzen

als Lock- oder Schreckstoffe wahrnehmen und sich daran orientieren. So erreicht es schnell seinen bevorzugten Aufenthaltsort im Magenschleim.

Helicobacter pylori ist heute auch als Karzinogen identifiziert. Im Vergleich mit Helicobacter-negativen Personen haben solche mit nachweisbarer Helicobacter-Infektion ein relatives Risiko von etwa 4,0, einen Magenkrebs zu entwickeln. Personen, die trotz Helicobacter-Infektion keine Duodenalulzera haben, scheinen ein vergleichsweise höheres Magenkrebs-Risiko aufzuweisen. Bisher haben noch keine prospektiven Studien gezeigt, dass das relative Risiko für Magenkrebs nach einer Eradikation von Helicobacter pylori sinkt.

Dagegen besteht kein Zusammenhang zwischen Helicobacter-Infektion und Refluxösophagitis. Diese ist bei Helicobacter-negativen Personen ebenso häufig wie bei Infizierten.

Die Schlussfolgerung, dass alle Magenschleimhautschäden oder Geschwüre im oberen Magen-Darm-Trakt durch Helicobacter pylori verursacht sein könnten, hat sich erwartungsgemäß nicht bestätigt. Bei vielen Gastritis-Patienten kann das Bakterium nicht nachgewiesen werden. Es muss auch erwähnt werden, dass die Eradikation von H. pylori nicht bei allen Patienten Beschwerdefreiheit bringt. Es gibt einige Fälle, bei denen es trotz erfolgreicher Triple-Therapie erneut zu Magenbeschwerden kommt bzw. diese sistieren. Zusätzlich zu erwähnen ist, dass nur ca. 10% der Personen, die Helicobacter pylori in ihrem Magen beherbergen, überhaupt Beschwerden entwickeln.

8.4.3. Labordiagnostische Möglichkeiten
Alle Personen, die an einer Helicobacter pylori-Infektion der Magenschleimhaut leiden, scheiden permanent lebende oder abgetötete Erreger mit dem Stuhl aus. Über einen Enzymimmuntest lassen sich Helicobacter pylori Antigene mit einer hohen Sensitivität und Spezifität im Stuhl nachweisen.

Relevant für das Einleiten adäquater therapeutischer Maßnahmen ist eine Unterscheidung von pathogenen und apathogenen H. pylori-

Stämmen, da nur pathogene Formen Ulcera hervorrufen und nur sie über eine antibiotische Eradikation entfernt werden sollten. Bei apathogenen Stämmen genügt i.d.R. eine symptomatische Therapie.

Parameter:
- Stuhl: Nachweis von Helicobacter-Antigen

- Serum: Westernblot zur Differenzierung zwischen pathogenen und apathogenen Stämmen

8.4.4. Therapeutische Möglichkeiten

8.4.4.1. Standardtherapie
Zurzeit gilt als Goldstandard im Rahmen der Helicobacter-Eradikation eine Triple-Therapie aus H_2-Rezeptorenblocker oder Protonenpumpenhemmer, Metronidazol und einem weiteren Antibiotikum. Inzwischen werden allerdings unzählige Kombinationen diskutiert, die entsprechend ihren „Geburtsländern" in French-Triple, Italian-Triple und English-Triple unterschieden werden. Bereits in der Therapiedauer gibt es internationale Unterschiede. So werden in den USA 14 Tage Therapie empfohlen, in Europa 1 Woche. Grundlegende Einigkeit besteht hinsichtlich der Wirkstoffkombination: 1. PPI (Protonenpumpenhemmer; s. Kap. „Entstehung der Magensäure") und 2. Antibiotika. Hinsichtlich der antibiotischen Wirkstoffe gelten sehr unterschiedliche Empfehlungen. Derzeit favorisiert man in Deutschland die französische Variante, da aufgrund der Antibiotikawahl das Resistenzproblem bei erfolgloser Therapie gegenüber den anderen Variationen deutlich geringer ausfällt:

2 x täglich Protonenpumpenhemmer in Standarddosierung
2 x täglich   500 mg Clarithromycin
2 x täglich 1000 mg Amoxicillin

Im Falle eines Therapieversagens kommt laut Maastricht-Konferenz eine Quadrupeltherapie mit PPI, Bismuthsalz, Tetracyclin und Metronidazol zum Einsatz. Allerdings ist dieser Ansatz von einer mangelhaften Compliance begleitet: die Nebenwirkungsraten liegen bei 40 bis 60%. Wichtig: ein zweiter Therapieversuch darf erst nach erfolgter Resistenzprüfung erfolgen. Prinzipiell gilt der Rat, nach erstem erfolglosen Eradikationsversuch an den Spezialisten zu überweisen.

Fortschritte bei Therapieversagern erhofft man sich inzwischen durch Rifabutin. Das Rifamycinderivat zeigte sich in Kombination mit PPI und Amoxicillin der Quadrupeltherapie überlegen.

8.4.4.2. Antihomotoxische Therapie

Neben der beschriebenen Antibiose versprechen durchaus auch nebenwirkungsarme, naturheilkundliche Ansätze gute Erfolge. Dies gilt auch für die Antihomotoxische Therapie, die über einen Zeitraum von mindestens 4 Wochen durchgeführt werden sollte.

Empfohlene Präparatekombination

- Gastricumeel®	3 mal täglich 1 Tablette
- Nux Vomica Homaccord®	3 mal täglich 10 Tropfen
- Lymphomyosot®	3 mal täglich 20 Tropfen
- Coenzyme compositum®	1 mal wöchentlich als
- Ubichinon compositum®	Mischspritze i.m.

8.4.4.3. Orthomolekulare Therapie

Darüber hinaus ist zu berücksichtigen, dass eine Helicobacter-pylori-Infektion die Bioverfügbarkeit von Ascorbinsäure im Magen reduziert (Ähnliches ließ sich hinsichtlich der gastralen Vitamin-E und β-Carotin-Konzentrationen nachweisen). Dieser Effekt scheint bei einer Besiedelung mit H. pylori-Stämmen, bei denen Pathogenitätsfaktoren nachweisbar sind (CagA-pos.-Stämme), ausgeprägter zu sein (Zhang et al. 1998; Rokkas et al. 1999). Darüber hinaus konnte von der gleichen Arbeitsgruppe gezeigt werden, dass Vitamin C eine hemmende Wirkung auf die Entartung von Magenzellen ausübt. Dieser Effekt ist dosisabhängig. Die unzureichenden Ascorbinsäure-Konzentrationen im Magensaft bei H.p.-Infektionen erhöhen somit das Magenkarzinom-Risiko (Zhang ZE et al. 2002). Die Untersuchungsergebnisse belegen die Indikation für eine Vitamin-C-Substitution, zumal die konservative H.p.-Therapie mit

Protonenpumpenhemmern zusätzlich die gastralen Vitamin-C-Spiegel absinken lässt. Besondere Berücksichtigung sollten diese Zusammenhänge im Rahmen einer Langzeittherapie mit Säureblockern finden. Es empfiehlt sich somit zusätzlich eine Vitamin-C-Substitution (2 x 500 mg/die). Bezüglich des Risikos einer Säureblockade im Magen s. Kap. 8.3

Hinsichtlich der Vitamin-B_{12}-Versorgung konnte gezeigt werden, dass bei Patienten mit einer Helicobacter-pylori-Infektion nach erfolgreicher Eradikation in 40% der Fälle eine zuvor festgestellte Vitamin-B_{12}-Mangelanämie ohne spezifische Substitutionstherapie verschwand. Daraus lässt sich folgern, dass eine Helicobacter-pylori-Infektion auch als eine Mitursache für einen Vitamin-B_{12}-Mangel angesehen werden muss (Kaptan et al. 2000). Daher sollte eine präventive Vitamin-B-Substitution in Erwägung gezogen werden.

8.4.4.4. Kolloidales Silber
Pharmakologische Untersuchungen von Silberverbindungen und kolloidalem Silber zeigen zuverlässige antimikrobielle Wirkungen. Die in wässrigen Lösungen frei werdenden Silberionen binden sich an Sulfhydril- und Carboxylgruppen mikrobieller Enzyme, was zu Funktionsstörungen im Kohlenhydrat- und Proteinstoffwechsel der Mikroorganismen führt. Darüber hinaus konnte gezeigt werden, dass Silber die Atmungskette der Bakterien blockiert. Silberionen binden an die DNA, so dass eine Replikation des Keims nicht mehr möglich ist. Nachgewiesen wurde eine antimikrobielle Wirkung gegen Enterobakterien, Campylobacter, Corynebakterien, farbstoffbildende Bakterien, verschiedene Staphylokokken und Streptokokken. Silber ist darüber hinaus wirksam gegen Hefen, aber nur eingeschränkt gegen Schimmelpilze.

Das Präparat Gastractin® N-Tropfen hat sich zur Behandlung akuter und subakuter Gastritiden, akuten oder chronischen Enteritiden sowie bei Sommerdiarrhoe – auch im Säuglingsalter - bewährt. Neben kolloidalem Silber enthält das Präparat wässrige Auszüge aus Kamillenblüten und Pfefferminzblättern. Insbesondere Patienten mit einer symptomatischen Helicobacter pylori - assoziierten Gastritis könnten von einer Therapie mit Gastractin® profitieren.

Die beschriebenen antimikrobiellen Silber-Wirkungen sind allerdings abhängig von der Konzentration, der Penetration der Silberionen in die Zelle sowie vom Umgebungs-pH-Wert (im sauren Milieu ist die Wirkung verzögert). Der therapeutische Effekt von kolloidalem Silber bei einer Helicobacter-pylori-Infektion muss daher zurückhaltend bewertet werden; dennoch kann ein Therapieversuch über ca. 2 Monate in Form von 4 x 20 Tropfen empfohlen werden.

8.4.4.5. Brokkoli / Sulforaphan

Untersuchungen an der John Hopkins University in Baltimore haben gezeigt, dass sich der im Brokkoli hochkonzentriert enthaltene Stoff Sulforaphan als wirksam gegen Helicobacter pylori zeigt. Die antibiotische Wirkung von Sulforaphan konnte auch bei Antibiotika-resistenten Bakterien beobachtet werden. Von besonderer Bedeutung ist darüber hinaus, dass die Substanz zellgängig ist und damit infizierte Körperzellen erreicht. Diese Eigenschaft könnte auch hinsichtlich den weitverbreiteten Chlamydia-pneumoniae-Infektionen neue Therapieoptionen bieten.

Brokkoli-Konzentrat wird von mk-nutripower, Mainz, als Nahrungsergänzung vertrieben.

8.4.4.6. Süßholzwurzel

Am Institut für Medizinische Mikrobiologie in Kiel wurden die wachstumshemmenden Effekte von Süßholzwurzel-Inhaltsstoffen (Glycyrrhizinsäure und –derivate) untersucht. Es zeigten sich starke bakterizide Wirkungen (dosisabhängig). Auch Clarithromycin- bzw. Metronidazol-resistente Stämme wurden in ihrem Wachstum gehemmt. Damit wurde nachgewiesen, dass die positiven Wirkungen der Süßholzwurzel nicht nur auf der Verbesserung protektiver Faktoren der Magenschleimhaut zurück zuführen sind, sondern dass auch eine antibiotische Wirkung gegen H. pylori-Stämme eine herausragende Rolle spielt.

Fertigpräparate: Liquirit® N Tabletten, Ulgastrin® Neu Tabl., Suczulen® mono Kaps.

8.4.4.7. Spenglersan Kolloid G

Der Immunmodulator Spenglersan® G, eine homöopathische Arzneispezialität aus Antigenen und Antitoxinen von Virus influenciae, Haemophilus influenciae und Klebsiella pneumoniae (alle D9) haben sich bekanntermaßen bei entzündlichen Veränderungen im

Schleimhautbereich bewährt. In einer aktuellen Studie konnte gezeigt werden, dass der therapeutische Erfolg anderer Therapieregime durch eine zusätzliche Einnahme von Spenglersan G erhöht werden kann. In Fällen mit leichteren bis mittelstarken Beschwerden durch Helicobacter pylori kann zunächst ein Therapieversuch ohne Antibiotika versucht werden.

8.5. Die Bedeutung der Basen (Natriumhydrogenkarbonat) bei exokriner Pankreasinsuffizienz

Der Beschwerdekomplex „schlechte Verdauung" plagt weltweit zwischen 25 und 30% der Bevölkerung in fast jeder Altersgruppe. In diesem Zusammenhang wurde die Bedeutung der Bauchspeicheldrüse allem Anschein nach falsch eingeschätzt. Da die exokrine Pankreasfunktion über große Reserven verfügt, tritt erst bei einer mehr als 90%igen Zerstörung des Pankreas (z.B. im Rahmen einer Pankreatitis) eine Fett- oder Proteinmalabsorption auf – bisher ein offensichtlich überschätztes Kriterium zur Beurteilung der exokrinen Pankreasleistung. Moderne labormedizinische Untersuchungsverfahren erlauben heute eine wesentlich sensiblere Diagnostik, mit deren Hilfe die Funktion der Bauchspeicheldrüse beurteilt werden kann. Seit Einführung des fäkalen Parameters *Pankreatische Elastase 1* konnte bei einer wesentlich höheren Anzahl Patienten Funktionsstörungen der Bauchspeicheldrüse nachgewiesen werden als bisher angenommen. Insbesondere Beschwerden, für die bisher keine Erklärung gefunden werden konnte, lassen sich nun mittels der modernen Stuhldiagnostik einer korrekten Diagnose zuführen. Neben dem Phänomen der intermittierenden Pankreasinsuffizienz sind es die Zusammenhänge, die zwischen Störungen der Bauchspeicheldrüsenfunktion und der Entstehung von Allergien bekannt wurden und dadurch neue diagnostische und therapeutische Möglichkeiten eröffnen.

Die Betroffenen klagen über sog. unspezifische Oberbauchbeschwerden, die sich in Form von lästigen Blähungen, ein stark aufgetriebenes Abdomen, Völlegefühl, teilweise explosionsartige Stuhlentleerungen, schaumigen Stühlen (bei Toiletten mit sog. Tiefbett-spülern schwimmt der Stuhl im Wasser), und/oder starken Bauch-geräuschen äußern können. Häufig werden Unverträglichkeiten gegenüber Nahrungsfetten, Kaffee oder alkoholhaltigen Getränken angegeben. Oftmals manifestieren sich auch Bauchschmerzen um den Nabel herum. Aufgrund der weitreichenden Veränderungen des Darmmilieus im Rahmen einer Pankreasfunktionsstörung entwik-keln sich zunehmend Beschwerden, die im gesamten abdominellen Bereich spürbar werden können. Aus diesem Grunde wird die Symptomatik häufig auch als Reizdarm-Syndrom fehlinterpretiert. Beachtenswert: bei Rauchern ist die Bikarbonat-Sekretion aus dem Pankreas vermindert!

8.5.1. Die gestörte Pankreasfunktion in Folge einer unzurei-chenden Magensaftsekretion

Die Sekretion des Pankreassaftes wird im Wesentlichen über den N. vagus und Hormone aus der Duodenalschleimhaut gesteuert. Der auslösende Reiz für die Ausschüttung dieser pankreassti-mulierenden Hormone ist der stark saure Speisebrei, der sich aus dem Magen in das Duodenum ergießt. Je tiefer der pH-Wert des Speisebreis, desto intensiver ist die Bikarbonatabgabe in den Dünn-darm. Da bei Patienten mit einer unzureichenden Magensäure-produktion oder gar anaziden Magenverhältnissen eine nur unzu-reichende Ansäuerung der Ingesta erfolgt, wird der oben beschrie-bene Sekretionsreiz auf die Bauchspeicheldrüse entsprechend schwach ausfallen.

8.5.2. Die gestörte Pankreasfunktion als Ursache für Verände-rungen der Darmflora

Im Rahmen einer exokrinen Pankreasinsuffizienz kommt es nicht nur zu einem Mangel an fett- und eiweißspaltenden Enzymen (Li-pase, Trypsin, Chymotrypsin), sondern vor allem auch zu einer un-zureichenden Abgabe von Natriumhydrogenkarbonat in das Darm-lumen (s.u.). Dies ist deshalb von zentraler Bedeutung, weil die Enzyme des exkretorischen Pankreas nur in Anwesenheit einer ausreichenden Menge von Natriumhydrogenkarbonat (alkalisches Milieu) aktiviert werden. Insgesamt resultiert daraus eine unzurei-chende Aufspaltung verschiedener Nahrungsbestandteile. Im Darm-lumen verbleiben unterschiedlich konzentrierte Mengen hochmo-

Tipp: Mikrobiologische Stuhlbefunde (Stuhlflora-Analysen) lassen sich nur dann zuverlässig interpretieren, wenn neben den Verdauungsrückständen und den diversen Schleimhautparametern auch die Funktion der Bauchspeicheldrüse mittels der Pankreatischen Elastase 1 beurteilt wird.

lekularer Fette und Eiweiße, die nicht resorbiert werden und somit in unphysiologischen Mengen in die tieferen Darmabschnitte gelangen. Hier bekommt die fett- und eiweißverstoffwechselnde Darmflora Zugriff auf die unzureichend ausgenutzte Ingesta, wodurch diese Überlebensvorteile erhält und aufwuchert. Die Folge: die Aktivität der Fäulnisflora nimmt zu, wodurch vermehrt putride Stoffwechselgifte gebildet werden. Der daraus resultierende Anstieg des pH-Wertes im Darmlumen beeinträchtigt die darmeigene Entgiftungskapazität, so dass die Betroffenen aus dem Darmlumen subtoxisch belastet werden. Neben Meteorismus und allgemein starken gastrointestinalen Befindlichkeitsstörungen (s.o.) kann es aufgrund einer vermehrten Bildung biogener Amine zu einer Verschärfung der Problematik kommen.

8.5.3. Die gestörte Pankreasfunktion als Ursache für Histaminintoleranzen

Biogene Amine entstehen in erster Linie beim Abbau eiweißhaltiger Nahrungsmittel. Charakteristisch für Aminosäuren sind – wie der Name schon sagt – eine stickstoffhaltige Amino-Gruppe und eine Carboxylgruppe, die für den Säurecharakter verantwortlich ist. Amine entstehen durch die Abspaltung dieser Säuregruppe, was im intestinalen Bereich durch die Aktivität großer Massen diverser Bakterienspezies forciert wird. Der bekannteste Vertreter unter den biogenen Aminen ist das Histamin, ferner sind u.a. Putrescin, Ethanolamin, Cadaverin, Spermidin und Tyramin zu nennen. Insbesondere die ringförmig aufgebauten (aromatischen) biogenen Amine weisen konzentrationsabhängig pharmakologische Wirkungen auf, wodurch sie unterschiedlich ausgeprägte Beschwerden hervorrufen können. Histamin, 2-Phenylethylamin, Serotonin und Tyramin sind Gewebshormone oder haben den Gewebshormonen verwandte Strukturen. Im Gegensatz dazu wirken kettenförmige (aliphatische) biogene Amine wie das Putrescin, Cadaverin, Spermin und Spermidin nur indirekt: Sie begünstigen die Aufnahme der wirksamen ringförmigen Amine.

Tab. 4: Krankhafte Reaktionen durch Histamin können durch drei Phänomene verursacht werden:

Eine erhöhte Freisetzung durch	• eine mangelnde Bindungsfähigkeit von Histamin an Heparin aufgrund eines Zinkmangels • eine Instabilität der Mastzellmembranen aufgrund der Einwirkung freier Radikale und Xenobiotika, thermischer und/oder mechanischer Einflüsse • Nahrungsmittel, die als Histaminlocker fungieren (Farbstoffe) • Allergische Reaktionen vom Soforttyp • Histaminliberatoren (Medikamente)
Ein verminderter Histaminabbau	• einen verzögerten Abbau von Histamin in der Darmwand ⇒ Mangel an Histamin abbauenden Enzymen (z.B. durch die Einwirkung von Zigarettenrauch oder Alkohol, eine Zink-, Magnesium- und/oder Vitamin-B_6-Unterversorgung)
Eine erhöhte Histaminzufuhr durch	• histaminreiche Nahrungsmittel (s. Liste S. 128)

Die Wirkungen von Histamin – einem Stoff, der besonders Allergikern ein Begriff ist – sind am genauesten untersucht. Histamin ist wie Tyramin und Serotonin eine gefäßaktive Substanz. Während Tyramin beim Menschen Migräneanfälle auslösen kann, führt Histamin in hohen Konzentrationen zu Übelkeit, Atemnot, Hauterscheinungen (besonders im Bereich des Gesichtes), Schwitzen, Herzklopfen, Kopfschmerzen, einem trockenen Gefühl im Mund sowie zu Veränderungen des Blutdrucks. Es zeigen sich dabei Symptome wie bei einer klassischen allergischen Reaktion, da Nahrungshistamin die gleichen Erscheinungen wie körpereigenes Histamin hervorruft, das im Rahmen allergischer Reaktionen im Organismus freigesetzt wird. Histamin-Vergiftungen werden daher häufig als Nahrungsmittel-Allergien fehldiagnostiziert. Besonders kritisch ist die Situation bei Patienten, die unter einer unzureichenden Bildung des Enzyms Histaminase leiden. Histaminase hat die Aufgabe, Histamin zu inaktivieren. Ein Histaminasedefizit zieht also eine erhöhte Histaminkonzentration im Darmlumen nach sich. Von besonderem Interesse sind in diesem Zusammenhang die Mikro-

Tab. 5: Histaminkonzentrationen in Lebensmitteln

Lebensmittel	Konzentration
Sauerkraut	bis zu 20 mg
Spinat	bis zu 38 mg
Camembert	bis zu 48 mg
Gouda	bis zu 85 mg
Roquefort	bis zu 230 mg
Emmentaler	bis zu 40 mg
Cheddar	bis zu 130 mg
Makrelen, geräuchert	bis zu 57 mg
Thunfisch, Konserve	bis zu 30 mg
	Achtung: verdorbener Fisch enthält ein Vielfaches der angegebenen Werte !
Sardellen, Konserve	bis zu 19 mg
Salami	bis zu 28 mg
Westf. Schinken	bis zu 27 mg
Bier	bis zu 2 mg
	Untersuchungen aus den siebziger Jahren ermittelten Werte bis zu 11 mg)
Wein	bis zu 20 mg
	bei Sekt, Champagner und Rotwein in der Regel höhere Werte

nährstoffe Magnesium, Zink und Vitamin B_6, da sie für Bildung der Histaminase bzw. für die Bindung von Histamin essenziell sind. Die genannten Nährstoffe sind nicht nur bei Patienten mit einer exokrinen Pankreasinsuffizienz hinsichtlich einer optimalen Versorgung als kritisch anzusehen (s.u.), sondern gelten allgemein als „Problemnährstoffe". Ähnlich wie ein sekundärer Lactasemangel kann sich bei Patienten mit latent entzündlichen Darmschleimhautveränderungen – z.B. im Rahmen von Infekten oder bei nahrungsmittelallergischen Reaktionen – ein vorübergehendes, sekundäres Histaminase-Defizit entwickeln. Darüber hinaus können verschiedene Substanzen die Histaminaseaktivität hemmen. Dies läßt sich beispielsweise bei Alkohol und seinem Abbauprodukt Acetaldehyd beobachten. Letztlich führt auch ein ungünstiger intestinaler pH-Wert – wie bei allen Enzymen – zu eine Beeinträchtigung der Histaminaseaktivität (s.u.).

Zur Vermeidung der Bildung biogener Amine im Darm ist also eine vollständige Verdauung der Nahrungseiweiße unerläßlich. Unter den Bedingungen der exkretorischen Pankreasinsuffizienz ist somit die Zufuhr von Basen per os sinnvoll, um die Verdauungsenzyme sowie die Histaminase hinreichend zu aktivieren und den Basenmangel auszugleichen.

8.5.4. Die gestörte Pankreasfunktion als Ursache für Allergien

Patienten, die an einer chronischen Pankreatitis leiden, weisen gehäuft erhöhte Serum-IgE-Spiegel auf. Untersuchungen von Raithel et al. haben gezeigt, dass dieses Phänomen insbesondere dann beachtenswert ist, wenn die Betroffenen Alkohol konsumieren. Alkoholabstinente Chronische-Pankreatitis-Patienten mit einer unauffälligen exokrinen Pankreasleistung wiesen im Vergleich nur dezent erhöhte IgE-Spiegel auf. Darüber hinaus ließen sich auch unterschiedliche IgE-Spiegel in Abhängigkeit einer Enzymsubstitution erkennen. Bei der nichtsubstituierten Kontrollgruppe fielen die IgE-Werte höher aus als in der behandelten Gruppe. Die auffälligsten IgE-Spiegel weist die Patientengruppe mit chronischer Pankreatitis auf, die an einer exokrinen, nichtsubstituierten Pankreasinsuffizienz leidet und Alkohol konsumiert. Die Untersuchungsergebnisse zeigten hier durchschnittlich 10-fach erhöhte IgE-Spiegel (durchschnittlicher IgE-Serumspiegel: 1080 KU/L). Daraus lässt sich folgern, dass pankreasinsuffiziente, alkoholkonsumierende Patienten einer erhöhten intestinalen Antigenbelastung ausgesetzt sind, die in Folge zu einer gesteigerten IgE-Bildung führt. Offensichtlich zieht der Enzymmangel eine unzureichende proteolytische Antigenzerstörung nach sich, so dass es - insbesondere in Verbindung mit einer alkoholbedingten Erhöhung der intestinalen Permeabilität - zu einem entsprechenden Antigenstress im Bereich der Lamina propria mit nachfolgender Sensibilisierung kommt.

Allergene besitzen eine spezifische räumliche Struktur, die sog. Epitope, an die letztlich Antikörper binden. Aus der Allergenkunde ist bekannt, dass die meisten IgE-Epitope konformationell sind, was bedeutet, dass eine Bindung an den IgE-Antikörper nicht mehr möglich ist, wenn sich die räumliche Struktur des Epitops bzw. dessen Aminosäuresequenz verändert. Durch die proteolytische Zerstörung der strukturellen Integrität eines potenziellen Allergens durch die Pankreasenzyme verliert dieses seine allergene Aktivität. Darüber hinaus ist auch zu berücksichtigen, dass die Pankreasenzyme physiologischerweise am Abbau von im Intestinaltrakt gebildeten IgE beteiligt sind, welches im Gegensatz zu anderen dimeren Antikörpern keine schützende sekretorische Komponente besitzt. Frustrane Therapieversuche bei Patienten mit exokriner Pankreasinsuffizienz sind somit unter Umständen dadurch erklärbar, dass Nahrungsmittelallergien für Symptome wie Diarrhöe, Bauchschmerz, Malabsorption etc. verantwortlich sind.

Pankreasenzyme dienen durch proteolytische Antigen- und IgE-Zerstörung auch dem Schutz vor Sensibilisierungen und damit vor Nahrungsmittelallergien.

8.5.5. Die gestörte Pankreasfunktion als Ursache für therapieresistente Mikronährstoff-Defizite

Bleibt die Pankreasinsuffizienz zu lange unerkannt bzw. unbehandelt, verlängert dies nicht nur unnötigerweise den Leidensdruck der Patienten mit der Folge ebenso unnötiger Kostensteigerungen durch häufige Arztbesuche, sondern es entwickeln sich zunehmend Nährstoff-Defizite, die sich in aller Regel auch durch eine Substitution der entsprechenden Elemente kaum beeinflussen lassen. Insbesondere fettlösliche Vitamine, aber auch Zink und Magnesium werden wieder enteral ausgeschieden. Vor allem Zink spielt für viele der hier dargestellten Zusammenhänge eine essenzielle Rolle. So ist nicht nur die Insulinbildung ein zinkabhängiger Vorgang, auch die Produktion von Magensäure und Pankreasenzymen ist von einer optimalen Zinkversorgung abhängig. Da Diabetiker weit häufiger an einer sekretorischen Pankreasinsuffizienz leiden als bisher angenommen, ist die Bestimmung der pankreatischen Elastase-1 im Stuhl ein sinnvoller und ebenso wichtiger Untersuchungsparameter. Besonders zu berücksichtigen ist diese Untersuchung bei schlecht eingestellten Diabetikern, bei Gewichtsverlust oder plötzlicher Verschlechterung der Blutzucker-Werte.

8.5.6. Einfache Diagnostik

Über den quantitativen Nachweis der pankreatischen Elastase 1 lässt sich eine exokrine Pankreasinsuffizienz sicher diagnostizieren oder ausschließen. Das Enzym, das in den Azinuszellen der exokrinen Bauchspeicheldrüse gebildet wird, gelangt zusammen mit anderen Pankreasenzymen (Amylase, Lipase, Trypsin) in den Zwölffingerdarm. Die Elastase 1 übersteht die Darmpassage unbeschadet und läßt sich im Stuhl gut mit Hilfe immunologischer Verfahren nachweisen. Die Konzentration der Elastase 1 im Stuhl spiegelt die Sekretionsleistung der exokrinen Bauchspeicheldrüse wider. Im Gegensatz zur Chymotrypsinbestimmung (alternativ einsetzbarer Parameter in der Pankreasdiagnostik) ist hierzu nur eine einzige Stuhlprobe nötig. Da der Nachweis der Elastase 1 nicht durch eine Substitutionstherapie beeinträchtigt wird, eignet er sich gut zur Verlaufskontrolle bei chronischer Pankreasinsuffizienz.

Normalwertbereich
• Normwert für Erwachsene und Kinder ab dem 1. Lebensmonat:
  > 200 μg/g Stuhl
• Hinweis auf eine leichte bis mäßige Pankreasinsuffizienz:
  100 - 200 μg/g Stuhl
• Hinweis auf eine schwere exokrine Pankreasinsuffizienz:
  < 100 μg/g Stuhl

Die Bestimmung der pankreatischen Elastase 1 deckt sehr gut die schweren und mittelgradigen Pankreasinsuffizienzen auf. Bei leichteren Fällen ist es schwieriger. Da es Patienten gibt, die auch bei einer leichten exkretorischen Insuffizienz eine Malnutrition entwickeln, ist eine weitere Abklärung erforderlich. Mittels Bestimmung der Verdauungsparameter, anhand der klinischen Symptome (s.o.) und mittels einer Mikronährstoff-Analyse kann entschieden werden, ob eine Enzymsubstitution erforderlich ist.

8.5.7. Therapeutische Möglichkeiten

Zur Beeinflussung einer Maldigestion auf dem Boden einer Pankreasinsuffizienz ist die Enzymsubstitution die Therapie der Wahl. Darüber hinaus ist der Versuch einer Regulierung der

Tipp: *Entscheidend für die Wirkung und das Ausbleiben von Nebenwirkungen bei der oralen Basenzufuhr ist eine magensaftresistente Verkapselung. Dies ist von besonderer Bedeutung, weil die Magensäure durch Natriumhydrogenkarbonat in Kohlendioxid und Kochsalz umgewandelt wird. Die hieraus entstehende Anazidität des Magens verstärkt die gastrointestinmalen Störungen mit der Folge einer unzureichenden Verdauung.*

Bauchspeicheldrüse mittels Phytopharmaka sinnvoll. So lassen sich Nahrungsunverträglichkeiten gegenüber sauren Speisen, Fetten und/oder Milch durch die Wirkung digestiver Drogen günstig beeinflussen. Bei mittleren und schweren exkretorischen Pankreasschwächen ist eine Substitution von 20. 000 bis 100.000 Einheiten Lipase pro Mahlzeit erforderlich. Allerdings gilt gerade bei schweren Insuffizienzen zu beachten, dass sich die Wirkung der substituierten Enzyme nur dann optimal entfalten kann, wenn im Bereich des Duodenums ein alkalisches Milieu vorherrscht. Somit macht es Sinn, den Patienten neben der Enzymsubstitution Basen z.B. in Form von Natriumhydrogenkarbonat (bicanorm®) zu verabreichen.

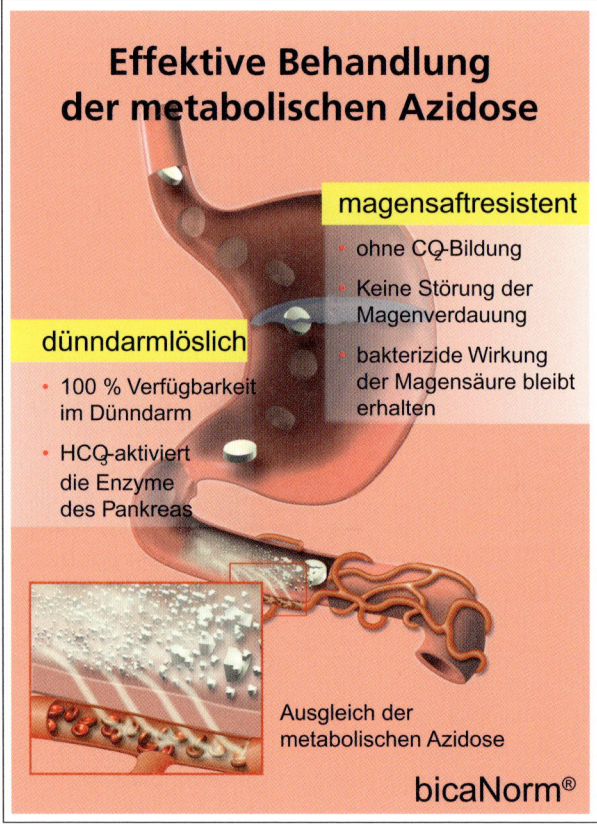

Tab. 6: Diagnostik der Pankreasinsuffizienz und deren Folgestörungen

Fragestellung	Parameter
Beurteilung der exkretorischen Pankreasleistung	Pankreatische Elastase 1 im Stuhl
Beurteilung der Verdauungs-leistung	Quantitativer Nachweis von Fett, Stick-stoff, Zucker, Stärke (Verdauungsrück-stände)
Beurteilung der inkretorischen Pankreasleistung	HbA1c im EDTA-Blut
Beurteilung der intestinalen Schleimhäute: • Permeabilität • Entzündliche Reaktionen	Alpha-1-Antitrypsin, β-Defensin im Stuhl Calprotectin / Lysozym im Stuhl
Beurteilung des mikrobiologi-schen Darmmilieus (Floraanalyse)	Quantitative bakteriologische und myko-logische Stuhluntersuchung
Mikronährstoff-Versorgung	Mikronährstoff-Screen im Vollblut (Kalium, Kalzium, Magnesium, Kupfer, Eisen, Zink, Selen, Vit. B_6)

Tab. 7: Therapie der Pankreasinsuffizienz und der Folgestörungen

Exkretorische Pankreasinuffizienz	**Pankreatin 20.000® Laves-Dragees** 2-4 Drag. zu jeder Mahlzeit **bicanorm®** (zur Alkalisierung des Dünn-darmmilieus) oder **Carenal®** je 1 Tablette zu jeder Mahlzeit
Exkretorische Pankreas-insuffizienz (leicht)	**Ventracid N - Dragées** (enthält neben En-zymen auch Curcuma und Natriumhydro-genkarbonat)
Exkretorische Pankreas-insuffizienz in Verbindung mit einer unzureichenden Magensäurebildung.	**Unexym MD** (enthält neben Enzymen im Drageekern im äußeren, magenaktiven Mantel Betain-HCl)
Zur Stimulierung der Magen-tätigkeit („schwacher Magen")	**Unex Amarum** Flüssigkeit (Phytotherapeu-tikum; enthält eine Kombination aus Enzian-wurzel, Wermutkraut und Ingwerwurzel-stock, so dass eine Wirkung auf Magen, Gal-le und Darm gewährleistet ist)

133

Instabiles mikrobiologisches Darmmilieu (Fäulnisdysbiose)	**proBiotik® pur** (enthält hochdosiert 5 verschiedene, lebensfähige Stämme milchsäurebildender Bakterien) **Rephalysin C Dragées** (enthält getrocknete Kulturen physiologischer Escherichia coli mit 10^8 nicht lebensfähigen Keimen)
Entzündliche Erkrankungen des Dünn- und Dickdarms, Schleimhautregeneration	**Myrrhinil-intest Dragées** (enthält Myrrhe, Kaffeekohle und Extrakt aus Kamillenblüten)
Erhöhte Darmschleimhautpermeabilität Spezifische Mikronährstoff-Defizite bei Maldigestion	**mucoZink®-Pulver** (enthält eine ausgewählte Mischung schleimhautschützender Mikronährstoffe sowie diejenigen Elemente, die bei Patienten mit Maldigestion hinsichtlich einer optimalen Versorgung als kritisch einzustufen sind)

9. pH-Wert-Abweichungen im Scheidenmilieu

9.1. Bakterielle Vaginose

Die bakterielle Vaginose, auch Aminkolpitis, unspezifische Kolpitis, Gardnerella vaginalis Kolpitis oder Aminvaginose genannt, ist mit bis zu 50% die häufigste vaginale Infektion (je nach Patientenpopulation zwischen 15 - 50%) und die häufigste Ursache des Fluor genitalis. Die Infektion verläuft in bis zu 50% asymptomatisch.

Gardnerella vaginalis (Haemophilus vaginalis) und verschiedene Anaerobier in wechselnder Zusammensetzung und hoher Keimzahl (10^7- 10^9/KBE ml) sind die überwiegenden Erreger der bakteriellen Vaginose, die von einer deutlichen Reduzierung der physiologischen Lactobazillenflora begleitet wird. Anaerobier scheinen durch bestimmte Stoffwechselprodukte von Gardnerella vaginalis in ihrer Vermehrungsfähigkeit gefördert zu werden. Die gestörte Vaginalflora kann von einer Zweitinfektion mit Mycoplasmen, Hefen und Trichomonaden begleitet sein.

Bei Frauen mit einer bakteriellen Vaginose ist das Risiko einer aszendierenden Genitalinfektion im Sinne einer Endometritis, Salpingitis oder eines Tuboovarialabszesses erhöht. Das Infektionsrisiko steigt ebenfalls nach Aborten und post partum im Wochenbett sowie nach einer Hysterektomie.

Die Chronizität einer HPV-Infektion ist deutlich erhöht und entsprechend findet sich eine erhöhte Prävalenz von zervikalen intraepithelialen Neoplasien (CIN). Auch HIV-provirale Zellen können durch Lysate von Gardnerella vaginalis verstärkt zur Virustranskription angeregt werden.

Die Diagnose orientiert sich an folgenden fünf Leitsymptomen:
• Scheiden-pH-Wert von > 4,5
• Vorliegen von „clue cells"in über 20% der Epithelzellen

- Verlust der Laktobazillenflora
- verstärkter dünnflüssiger, homogener grau-weißer, adhärenter Fluor
- charakteristischer fischartiger Amingeruch, der durch Zugabe von 10%iger KOH Lösung verifizierbar ist

Drei der obengenannten Kriterien müssen erfüllt sein, um die Diagnose zu sichern. Die Indikation zur Behandlung der Bakteriellen Vaginose ist anhand der oben genannten Symptome sowie dem Nachweis von Gardnerella vaginalis gegeben, nicht jedoch bei alleinigem Erregernachweis (Ausnahme: Gravidität)

9.1.1. Trichomoniasis

Die Trichomoniasis wird durch das Protozoon Trichomonas vaginalis verursacht. Die Häufigkeit beträgt 0,1-1% des gynäkologischen Patientengutes. Die Krankheit wird meist durch Geschlechtsverkehr übertragen, unter der Geburt kann die Infektion auf das Kind übertragen werden. Die Inkubationszeit beträgt 3-30 Tage. Die Erkrankung kann sehr stark ausgeprägt sein und mit erheblichen Beschwerden einhergehen oder auch asymptomatisch über Monate und Jahre hinweg persistieren. Erst durch Störungen des Scheidenmilieus in Folge anderer Infektionen kann es zur einer klinischen Symptomatik kommen.

Symptome:
- grün/gelb-schaumiger Ausfluss
- Brennen, Schmerzen und Juckreiz
- unregelmäßig große rote Flecken an Vagina und Portio
- Dysurie bei Mitbefall der Urethra
- Amingeruch

Diagnostik:
- Scheiden-pH-Wert > 5
- Colpitis macularis/granularis
- verminderte Laktobazillenflora
- Vorhandensein von „clue cells" im Nativpräparat

Der mikroskopische Nachweis von Trichomonaden muss sofort erfolgen, da sie rasch zugrunde gehen. Die Kultivierung erfordert spezielle Nährlösungen und dauert im Mittel mehrere Tage. Gut zu erkennen sind die Trichomonaden in zytologischen Ausstrichpräparaten, die nach Papanicolaou gefärbt wurden. In den in Gram - und Methylenblau gefärbten Präparaten sind sie für den gut Geübten erkennbar.

9.1.2. Candida albicans

Eine asymptomatische Besiedelung des weiblichen Genitaltraktes mit Candida sp. tritt bei ca. 20% aller Frauen, in der Schwangerschaft bei bis zu 40% aller Frauen auf. Bei entsprechender Disposition kann aus einer Besiedelung eine Infektion entstehen. Ca. 5-8% der gynäkologischen Patientinnen leiden an einer Candidaalbicans -Kolpitis.

Die Symptomatik besteht in

• Juckreiz, Brennen der Vagina und Schmerzen
• weißlich-käsigem oder gelb-krümeligem geruchlosem Fluor
• geröteter Vaginalwand

Die Diagnostik kann mikroskopisch durch den Nachweis von Pseudomyzelien erfolgen. Eine Kultur ist notwendig, wenn keine Pilzfäden oder nur Sprosszellen gesehen werden.

Eine bakterielle Vaginose/vaginale Entzündung sollte ausgeschlossen werden

• vor intrauterinen Eingriffen
• vor Einlage einer Intrauterinspirale (IUP)
• vor einer sectio caesarea (Kaiserschnitt)

Symptombezogen bei

• vorzeitigen Wehen
• Zervixinsuffizienz
• vorzeitigem Blasensprung
• Gefahr einer Frühgeburt

Als Screeninguntersuchung

• Vor geplanter Schwangerschaft
• In der 16. – 20. SSW (Schwangerschaftswoche) zum Ausschluss
  einer asymptomatischen Infektion

Da die Symptome der durch die unterschiedlichen Erreger verursachten Vaginosen/Vaginitiden sehr ähnlich sein können, muss zur mikrobiologischen Bestätigung der Diagnose sowie zur effektiven Therapieeinleitung (evtl. Mitbehandlung des Partners) ein eindeutiger Erregernachweis erfolgen.

Neuerdings können die Erreger der 3 häufigsten Vaginalinfektionen mittels eines mikrobiologischen Identifizierungstestes diagnostiziert werden, der auf dem Prinzip der Nukleinsäurehybridisierung basiert. Es handelt sich um einen DNA-Sondentest, der entwickelt wurde, um die Nukleinsäure von Gardnerella vaginalis (synonym: Haemophilus vaginalis), Trichomonas vaginalis und Candida sp. zu identifizieren.

9.2. Erhöhtes Frühgeburten-Risiko durch pH-Wert-Abweichungen

Eine herausragende Bedeutung kommt der bakterielle Vagionse in der Schwangerschaft zu. Aszendierende Vaginal-Infektionen stellen die häufigste Ursache für den vorzeitigen Blasensprung dar. Im Rahmen des Frühgeburten-Vermeidungsprogrammes fordert Sailing daher die regelmäßige Beurteilung des Scheidenmilieus durch vaginale pH-Wert-Messungen (www.sailing-institut.de).

Nach Donders et al. (2002) scheint die „aerobe Vaginitis" noch häufiger als typische bakterielle Vaginose (BV) mit Frühgeburten assoziiert zu sein. Die aerobe Vaginitis ist mit entsprechenden (aeroben) Mirkoorganismen wie B-Streptokokken und E. coli assoziiert. Entsprechend der BV ist im vaginalen Sekret eine verminderte Laktatkonzentration resp. ein erhöhter pH-Wert nachweisbar. Allerdings ist im Rahmen einer aeroben Vaginitis eine intensivere Interleukin-6-Produktion zu verzeichnen.

Weiterhin können Harnwegsinfektionen eine Frühgeburt auslösen, weshalb auch der Urin regelmäßig gescreent werden soll. So ist neben positiven Nitritbefund, erhöhtem Leuko- und Erythrozytennachweis bei vielen Harnwegsinfekten ein erhöhter Urin-pH-Wert nachweisbar.

Beachtenswert: die Messung des vaginalen pH-Wertes ergibt in der Regel keinen deutlichen Hinweis auf Infektionen mit C. trachomatis, N. gonorrhoeae und Candida albicans.

9.2.1. Messung des vaginalen pH-Wertes

Die Messung des vaginalen pH-Wertes gilt nach Sailing als Basisuntersuchung im gesamten Frühgeburten-Vermeidungsprogramm. Es scheint erstrebenswert, diese einfache Methode möglichst rasch in das Routine-Schwangerenvorsorge-Programm sowie in die Mutterschafts-Richtlinien und in den Mutterpass aufzunehmen.

Als normaler pH-Wert ist bei ungestörtem Schwangerschaftsverlauf im Bereich des Introitus vaginae (ca. 2-3 cm tief) ein pH-Wert zwischen < 4.4 (Indikatorpapier) oder < 4.2 (apparativ gemessen) anzusehen.

Da in höheren Abschnitten bzw. in Nähe des Zervixkanals durch das Zervixsekret höhere pH-Werte nachweisbar sind, sollte grundsätzlich im unteren Scheidenbereich gemessen werden. Im Zervikalkanal sind annähernd neutrale pH-Verhältnisse zu erwarten (ca. 6,5).

Als Indikatorpapier empfehlen sich die Teststreifen von Merck (Spezialindikator pH 4,0 – 7,0), da hier das Ablesen besonders einfach und deutlich ist. Bei normalem vaginalen pH-Wert färbt sich der Indikator gelb.

Fazit: Da eine pH-Wert-Abweichung als Frühstadium einer risikoreichen bakteriellen Vaginose zu interpretieren ist, sollte die sehr einfach durchführbare pH-Überprüfung im Rahmen einer Selbst-Vorsorge-Aktion von den Schwangeren auch zu Hause durchgeführt werden.

9.3. Therapeutische Möglichkeiten

9.3.1. Vaginalduschen

Entgegen der Annahme von vielen Fachleuten, ist die Vagina kein Selbstreinigungsorgan. Die Vagina kann sich von abgelagerten Überresten von Spermien, Zellen, Blut, etc. nicht selber befreien. Der Geschlechtsverkehr ist die Hauptursache für eine Störung des vaginalen Gleichgewichts, da neben der Kontaminationsgefahr durch den Partner die Samenflüssigkeit leicht alkalisch ist, was das Wachstum pathogener Keime begünstigt. Vor allem in den Taschen der Vagina lagern sich Rückstände ab und begünstigen hier das Wachstum von Pathogenen. Wird eine Vaginaldusche nach dem Geschlechtsverkehr verwendet, kann das Wachstum dieser Kokken verhindert werden. Untersuchungen haben gezeigt, dass Muslima (Marokkanerinnen und Araberinnen), die zur regelmäßigen Hygiene eine Vaginaldusche verwenden, viel seltener an bakteriellen Vaginosen erkranken als Holländerinnen (< 1 % versus 24 %). Das aktive Entfernen der vaginalen Rückstände und Mikroorganismen mittels einer Dusche bietet eine ideale Maßnahme, um das vaginale Milieu günstig zu beeinflussen. Einer bakteriellen Vaginose kann erfolgreich durch Verwendung einer Vaginaldusche in Kombination mit der Applikation eines sauren Gels, das den vaginalen pH-Wert auf unter 4.5 stabilisiert und somit das Wachstum der kokkoiden Bakterien verhindert, vorgebeugt werden (Multi-Gyn$^{®}$ Gel).

Vaginalduschen sind in meisten Fachkreisen sehr verpönt. Dies ist angesichts der sich auf dem Markt befindlichen Produkte recht verständlich. Die herkömmlichen Duschen gleichen einem Blasebalg, der, wenn die Anwendung kräftig genug durchgeführt wird, die Duschflüssigkeit und auch entsprechende Ablagerungen der Vagina in die Gebärmutter hinein drücken kann. Dies kann zu gravierenden Infektionen führen. Zusätzlich enthalten die meisten angebotenen Spülflüssigkeiten Antiseptika, die die nützlichen Milchsäure-Bakterien abtöten. Zurück bleibt eine keimarme, milieugeschädigte Vagina, deren Widerstandsfähigkeit gegenüber Pathogenen erheblich herabgesetzt ist.

Vor allem während der Schwangerschaft wird die Verwendung einer Vaginaldusche nach dem Geschlechtsverkehr empfohlen. Untersuchungen haben gezeigt, dass Frauen nach dem Geschlechtsverkehr bis zu 7 Tagen benötigen, um einen gesunden pH wiederherzustellen. In dieser Zeit sind sie sehr anfällig für Infektionen.

Mit Hilfe der Multi-Gyn® Vaginaldusche* kann die Patientin eine spezifisch zusammengesetzte Spüllösung herstellen und über ein sicheres Spezialsystem applizieren. Die Spüllösung enthält unter anderem Milchsäure, Laktose und Aloe-Extrakt. Die Spüllösung ist dem natürlichen pH-Wert des Intimbereiches angepasst und beugt bei regelmäßiger Anwendung Infektionen und unspezifischen Vaginalbeschwerden vor. Das Milieu wird stabilisiert.

Für eine gute vaginale Hygiene reicht üblicherweise eine Anwendung pro Woche. Bei vaginalen Beschwerden und zur therapeutischen Unterstützung bei Vaginosen wird die Anwendung 2 x täglich für die Dauer von 5 Tagen empfohlen.

* weitere Informationen über www.reine-frauensache.de
Literatur zum Thema siehe Anhang

10. Inaktivierung von Schnupfen-Viren durch lokale Azidose

Rhinoviren sind Hauptversucher der grippalen Infekte, gegen die es noch immer keine spezifischen, antiviralen Therapiemöglichkeiten gibt. Die enorme Vielfalt der Viren – es sind über 100 Rhinovirus-Serotypen bekannt - sowie ihre beeindruckende Adaptionsfähigkeit vereiteln ein gezieltes Vorgehen. Eintrittspforte ist immer der Nasopharynx, wo sich die Viren zuerst etablieren. Es folgt eine lokale Infektion der Nasenschleimhaut, was der Patient durch die ersten Anzeichen einer Erkältung wahrnimmt. Bevor das Immunsystem im Stande ist sich von der Viruslast zu befreien, vermehren sich die Viren in den Schleimhautzellen und sorgen im Rahmen einer sich ausweitenden Infektion zumindest lokal für das Vollbild einer viralen Rhinitis. Je nach Immunlage kommt es zu einer Ausweitung der Infektion in den Rachen sowie in die Bronchien. Auf den viralen Infekt pfropft sich im Verlauf der Erkrankung oftmals ein bakterieller Superinfekt auf. Dieser Zeitpunkt ist mit einer Verfärbung des zuvor glasigen Schleims verbunden, der nun je nach Bakterien-Spezies eine grüne oder gelbe Farbe annimmt.

Neben den vielfältigen Eigenschaften, die Rhinoviren auszeichnen, interessiert die hohe pH-Empfindlichkeit im besonderen Maße. Rhinoviren verlieren im Gegensatz zu Enteroviren bei tiefen pH-Werten innerhalb kürzester Zeit ihre Infektiosität. Dieses Phänomen wird für ein neuartiges Therapiekonzept genutzt. Mit Hilfe eines neuartigen Nasensprays (Wick-Erste Abwehr) wird der lokale pH im Bereich der Nasenschleimhäute mittels eines einprozentigen Hydroxypropylmethylcellulose-Gels auf 4 bis 3.5 gesenkt. Damit wird auf physikalischem Weg dafür gesorgt, dass die Aktivität der Rhinoviren soweit reduziert wird, dass eine Vermehrung bzw. die Infizierung weiterer Schleimhautzellen nicht mehr möglich ist. Dieser Effekt wird ergänzt durch die visköse HPMC-Gelmatrix, die die Viren einkapselt und somit zusätzlich am Kontakt mit den Epithelzellen hindert. Als dritter Wirkmechanismus gilt die Induzierung einer kurzfristigen Rhinorrhoe, die sich durch die Hyperosmolarität des Gels erklärt. Auf diesem Wege werden die zuvor eingekapselten und inaktivierten Viren via wässrigem Nasensekret entfernt. Die Stimulation der Nasensekretion dauert nur weinige Minuten, reicht aber aus, um das Virus auszuspülen. Studien zufolge erzielt das HPMC-Gel eine fast dreimal stärkere Sekretion als gleiche Mengen Kochsalzlösung.

Untersuchungen an knapp 3000 Patienten an der HNO-Universitätsklinik Gent, Belgien, konnten die Wirkung des neuartigen Nasensprays bestätigen. So lag der Schweregrad der Infektsymptomatik sowie die Dauer der Erkrankung signifikant unter den Plazebo-Gruppen.

Entscheidend für die Wirksamkeit des Sprays ist sein rechtzeitiger Einsatz. Nur wenn die Anwendung im Frühstadium der Infektion erfolgt, kann der Inaktivierungseffekt genutzt werden. Besteht der Infekt dagegen schon seit einigen Tagen, haben sich die Viren bereits zu stark vermehrt und das Gewebe geschädigt. Die Empfehlung lautet, unmittelbar nach Auftreten der ersten dezenten Symptome (z.B. Nasenkribbeln) mit der Anwendung zu beginnen.

11. Biochemie der Entgiftung

Der Begriff „Entgiftung" hat in der Naturheilkunde eine lange Tradition. Seit Alters her werden die verschiedensten Maßnahmen mit dem Ziel der Reinigung, Entschlackung und Giftausleitung durchgeführt. Da man die Stoffwechselrückstände mit Schlacken verglich, bürgerte sich der Begriff der „Entschlackung" ein. Entsprechende Maßnahmen richteten sich primär gegen körpereigene Toxine, die aufgrund von Ausscheidungsschwächen oder aufgrund falscher Lebensweisen im Organismus angesammelt wurden. Zwar sind viele Maßnahmen, die den Organismus von endogenen Stoffwechselrückständen befreien, auch bezüglich der heute vermehrt exogen aufgenommenen Umweltkontaminanten wirksam, doch gilt es zu beachten, dass die Eliminierung von Xenobiotika durchaus mit Risiken verbunden ist. Mit anderen Worten: Die körpereigene Entgiftung kann ein gesundheitliches Risiko darstellen! Die daraus resultierenden Folgeerscheinungen können unter dem Begriff chemisch bedingte Krankheitszustände subsumiert werden. Solche sind zwar seit der Urzeit bekannt, doch sind Zahl und Bedeutung in ständigem und raschem Zuwachs begriffen. Dementsprechend haben sich auch die Zahl und die Art der Schadstoffprofile und der damit verknüpften Krankheitsbilder drastisch erhöht.

Die körpereigene Entgiftung kann ein gesundheitliches Risiko darstellen!

Hinsichtlich der Giftwirkung kommt es nicht nur darauf an, in welcher Konzentration und wie lange ein Gift einwirkt. Eine ebenso große Bedeutung kommt der Fähigkeit des Organismus zu,

* toxische Stoffe zu metabolisieren
* toxische Stoffe ausscheidungsfähig zu machen
* und körpereigene Strukturen vor Giften und deren Metaboliten zu schützen.

Darüber hinaus gilt zu beachten, dass ein nicht unerheblicher Anteil körperfremder Substanzen im Rahmen der Entgiftungsvorgänge eine sog. Giftung erfahren. Hierbei handelt es sich um einen Prozess, bei dem durch die Aktivität spezifischer Enzyme Metabolite

144

entstehen, die toxischer sind als ihre Ausgangssubstanz (z.B. die Umwandlung von Methanol zu Formaldehyd und Ameisensäure). Ob ein körperfremder Stoff eine toxische Wirkung auf den Organismus ausübt, ist somit nicht nur von den bekannten bzw. vorhersehbaren Moleküleigenschaften abhängig, sondern ganz wesentlich auch von der Art der metabolischen Umsetzung im Organismus. Wie Abb. 18 zeigt, laufen verschiedene chemische Prozesse zu gleicher Zeit nebeneinander ab, so dass eine

Entsprechend der Vielzahl chemischer Verbindungen, die dem Organismus als körperfremde Substanzen (Xenobiotika) zugeführt werden, variiert die Möglichkeit der Biotransformation dieser Substanzen. Die körpereigene Entgiftung bringt also eine unüberschaubare Vielzahl von Metaboliten hervor, deren Wirkungen schwer kalkulierbar sind.

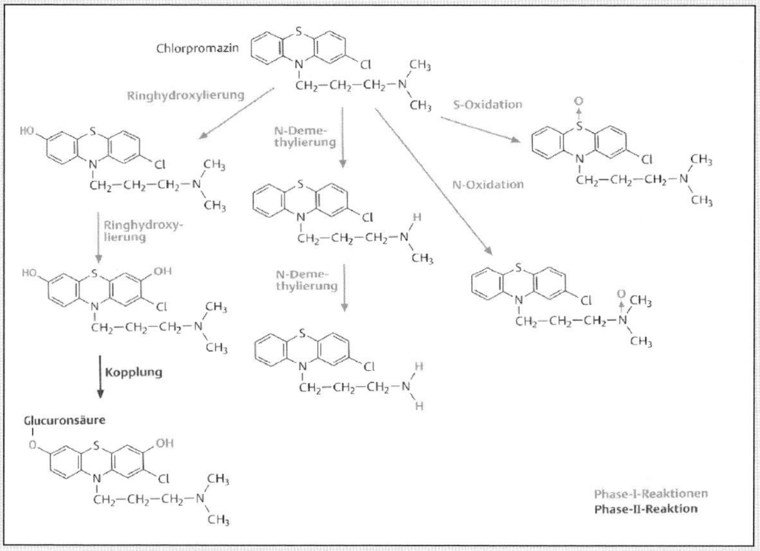

kaum überschaubare Anzahl von Metaboliten entsteht, von denen wiederum ein unbekannter Anteil eine ebenso ungewisse biologische Aktivität besitzt. Angesichts der zigtausend vorhandenen synthetischen Stoffe, die tagtäglich emittiert werden, macht dieses

Abb. 18: Biotransformation von Chlorpromazin. Drei prinzipielle Abbauwege sind angegeben.
Links: Ringhydroxylierung mit nachfolgender Kopplung.
Mitte: Demethylierung. Rechts: Oxidation

145

Phänomen die toxische Risikoeinschätzung von Umweltgiften weitgehend unmöglich. Erschwerend ist die Tatsache, dass die aufgenommenen bzw. einwirkenden Konzentrationen meist eher gering sind und die zu erwartenden Schadeffekte uncharakteristische und schleichende Beschwerden hervorrufen, die in aller Regel weder nach Art und Zeitverlauf von banalen Erkrankungen und Befindlichkeitsstörungen klar zu unterscheiden sind. Bei Laien ist daher mit größter Vorsicht zu argumentieren, damit eine eventuell tatsächlich unbegründete Verunsicherung vermieden wird.

Die Komplementärmedizin schenkt der Thematik Entgiftung zwar sehr viel Aufmerksamkeit, doch findet man in der einschlägigen Literatur meist nur sehr allgemeine Hinweise, in denen die Organe der Entgiftung und weniger die Biochemie in den Vordergrund gestellt werden. Therapeutisches Ziel ist hier in erster Linie die unspezifische Aktivierung der Organleistung – z.B. im Sinne einer undefinierten leber- und nierenanregenden Therapie - ohne die spezifischen Mechanismen der Detoxifikation zu berücksichtigen. Dadurch werden wesentliche biochemische Zusammenhänge übersehen, was einerseits durchaus mit Risiken für den Patienten verbunden sein kann und andererseits wirksame Therapieoptionen verhindert.

11.1. Wie funktioniert Entgiftung?

Zur Entsorgung nutzloser bzw. toxischer Substrate bedient sich der Organismus einer Reihe hochspezifischer Enzymsysteme, die in unterschiedlicher Konzentration in den meisten Zellen nachweisbar sind. Organe wie die Leber oder die Niere, die besonders intensiv in die Entgiftung involviert sind, weisen die höchste Enzymdichte auf. Stoffgruppen, die primär nicht wasserlöslich sind, werden mit Hilfe einiger dieser Enzyme durch Einführung chemisch funktionaler Gruppen und anschließender Kopplung an Hilfsmoleküle nierenfähig.

Um ein für den Patienten sinnvolles und wirksames Entgiftungsregime entwickeln zu können, müssen die sehr komplexen Prozesse der Giftstoffmetabolisierung verstanden sein, wobei es hier

146

ausreicht, die Phase I (Funktionalisierung) und die Phase II (Kopplung) der Entgiftung zu berücksichtigen.

11.1.1. Die Entgiftung ist ambivalent
Von besonderer Bedeutung ist die Ambivalenz der Entgiftung: Sie kann mit der endgültigen Exkretion oder aber mit einer Bioaktivierung (Giftung) des Fremdstoffs verbunden sein. Letzteres zieht die Entstehung reaktiver Metabolite nach sich, die dann als eigentlicher Träger der toxischen Wirkung zu verstehen sind. Die chemischen Eigenschaften des Substrats entscheiden darüber, was passiert. Von besonderer Bedeutung ist darüber hinaus, dass die Aktivität der fremdstoffmetabolisierenden Enzyme durch die Metabolite moduliert werden können: Die Aktivität kann verstärkt (Induktion) oder abgeschwächt werden (Inhibition). Nun führt die Induktion sowie die Inhibition zu verschiedenen Problemen bzw. Risiken, was an folgenden Beispielen gezeigt werden soll.

11.1.2. Alkohol und Medikament: anders als man denkt
Cytochrom P450 2E1 ist – wie das zinkabhängige Enzym Alkoholdehydrogenase - am Abbau von Alkohol beteiligt. Es gehört zu der großen Enzymfamilie des Cytochrom-P450-Systems, von der man mehr als 500 Mitglieder isoliert hat. Diese Enzyme katalysieren im Rahmen der Phase I oxidative Reaktionen und transformieren dabei nicht nur verschiedene körpereigene Substanzen (Hormone), sondern auch Fremdstoffe wie Medikamente, Pestizide oder auch Koffein. Menschen, die regelmäßig Alkohol trinken, stimulieren die Cytochrom P450 2E1-Aktivität unter Umständen erheblich. Da das gleiche Enzym auch diverse Medikamente metabolisiert, ist bei erhöhter Aktivität mit einem ebenso erhöhten Anfluten von Phase-I-Metaboliten aus dem Medikamentenabbau zu rechnen. Sind diese toxisch, entsteht ein nicht kalkulierbares Nebenwirkungsrisiko. Die Substanz Paracetamol gehört zu solchen Problemstoffen. Eine hohe, durch Alkoholkonsum getriggerte Cytochrom-Aktivität birgt das Risiko eines sehr raschen Paracetamol-Metabolismus, durch den in kurzer Zeit hochtoxische Metabolite in größeren Mengen entstehen. Da aber Alkohol eine schnellere Bindung mit Cytochrom P450 2E1 eingeht als Paracetamol, schützt paradoxerweise der Alkoholgenuss vor einem lebensgefährlichen Anfluten von Paracetamol - Metaboliten aus der Phase I.

Fazit: Alkoholiker müssen eindringlich vor Alkoholkarenz gewarnt werden, wenn sie Paracetamol einnehmen!

11.2. Entgiftung in Abhängigkeit vom pH-Wert

Auch wenn die Biotransformation von Fremdstoffen im Rahmen der Phase I und Phase II der Entgiftung stattgefunden hat, ist das letztlich noch kein Garant für eine erfolgreiche Giftausscheidung. Ähnlich wie im enterohepatischen Kreislauf besteht auch bei der renalen Gifteliminierung das Problem der Rückresorption von toxischen Substraten oder deren Metaboliten. So wie der enterohepatische Kreislauf durch Gabe von Adsorbenzien (z.B. Kohle - Kohle-Pulvis®) unterbrochen werden kann, ist es möglich durch Veränderungen des Urin-pH-Wertes die tubuläre Rückresorption von Substraten zu hemmen.

Phase-I-Reaktionen sind Funktionalisierungsreaktionen, bei denen funktionelle Gruppen in das unpolare Molekül eingeführt werden. Wichtige Phase-I-Reaktionen sind Oxidation, Reduktion, Hydrolyse und Hydratisierung.
Phase-II-Reaktionen sind Konjugationsreaktionen, bei denen funktionelle Gruppen mit sehr polaren, negativ geladenen endogenen Molekülen gekoppelt werden. Wichtige Phase-II-Reaktionen sind die Glukuronidierung, Sulfatierung, Methylierung, Acetylierung sowie die Konjugation mit Aminosäuren und Glutathion.

Der Niere kommt die Aufgabe zu, wasserlösliche Elemente zu entsorgen. Hinsichtlich der meisten Xenobiotika ist damit die Niere das Hauptausscheidungsorgan (in ca. 90%). Es gilt aber zu berücksichtigen, dass die im Endharn erscheinende Stoffmenge nicht nur durch die Resultante aus Filtration und Sekretion bestimmt wird, sondern auch die tubuläre Rückresorption entscheidend ist.

Im proximalen Tubulus der Niere bestehen getrennte Sekretionsmechanismen für Säuren und Basen, die carrierabhängig und damit aktiv (energieverbrauchend) stattfinden. Nur lipophile Moleküle mit einem Molekulargewicht von < 1000 sind davon ausgeschlossen und können das Tubulusepithel passiv durchqueren.

Von großer Bedeutung für die endgültige Gifteliminierung ist die Tatsache, dass viele Stoffe - insbesondere auch Xenobiotika und Medikamente - schwach basisch oder schwach sauer sind. Somit wird die Eliminationsrate bzw. die Größe der Rückresorption durch

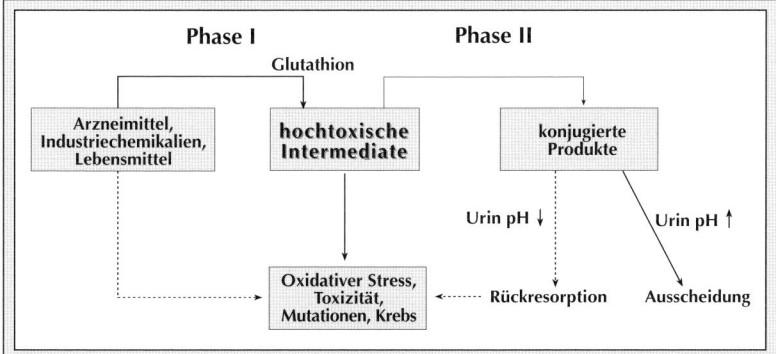

Abb. 19: Die Beziehung von Phase-I- und Phase-II-Enzymen in der Entstehung von reaktiven Metaboliten und der Einfluss des Urin pH-Wertes auf die Elimination von Toxinen mit niedrigem pH-Wert (mod. n. Schulz T et al. 2002)

den Urin-pH-Wert beeinflusst: basische Toxine bzw. Metaboliten werden aus basischem Urin leicht rückresorbiert, schwache Säuren leichter aus saurem Urin. Je nach Eigenschaft des auszuscheidenden Substrates fördert oder hemmt damit der vorherrschende Urin-pH die tubuläre Rückresorption. So kann die Alkalisierung des Harns durch Bikarbonatgaben (2 - 3x1 bicanorm®Tabl.) schlagartig die Elimination von sauren Toxinen verbessern, während eine Azidifizierung des Urins bei basisch reagierenden Toxi-

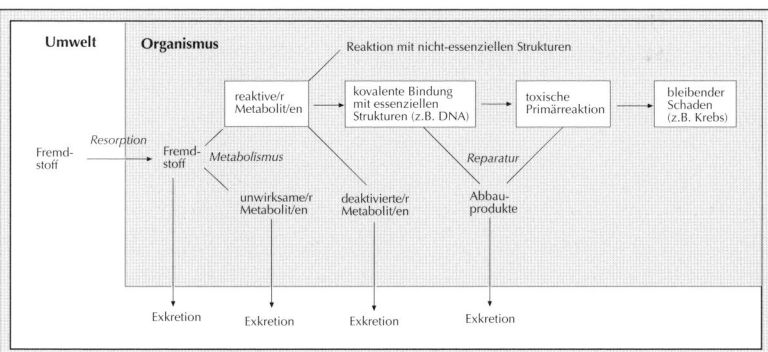

Abb. 20: Schema der komplexen Wechselbeziehungen zwischen Toxikokinetik (Resorption, Exkretion und metabolische Aktivierung), Ausbildung einer toxischen Primärläsion, deren teilweiser Reparatur und dem persistierenden Schaden.

Tab. 8: Die Bedeutung des Urin-pH-Wertes für die renale Eliminierung am Beispiel pharmakologischer Substanzen (Althaus FR et al., 2004)

Optimale Eliminierung von basischem pH abhängig	Optimale Eliminierung von saurem pH abhängig
• Penicillin G	• Procainamid
• Phenylbutazon	• Mecamylamin
• Probenecid	• Dopamin
• Salicylsäure	• Chinin
• Sulfisoxazol	• Ammoniumverbindungen
• Chlorothiazid	wie z.B. Tetraethylammonium
• Furoseamid	• N-Methylnicotinamid
• Para-aminohippurat	• Trimethoprim
• Glucuronsäure-Derivate	
• Äthersulfate	

nen angebracht ist (z.B. mittels Methionin-Gabe).

Die Einflussnahme des Urin-pH-Wertes auf die Gifteliminierung lässt sich auch zur Forcierung der Schwermetallausscheidung nutzen. Perry berichtete bereits Ende der fünfziger Jahre über die Möglichkeit, mittels Alkalisierung des Urins eine erhöhte Ausscheidung von Cadmium, Blei, Molybdän und Zinn zu bewirken. Im Rahmen einer Schwermetallausleitung kann daher neben alpha-Liponsäureinfusionen (Vitatrans®-Infusionen) die intermittierende Alkalisierung des Urins empfohlen werden.

Die Beeinflussung der Giftausscheidung durch Alkalisierung des Urins hat sich übrigens in der Toxikologie längst etabliert. So konnte gezeigt werden, dass sich eine vollständige Ausscheidung von Barbituraten im Vergiftungsfall durch das Anheben des Urin-pH´s von ca. 6 auf 2 Tage abkürzen lässt.

Darüber hinaus ist zu beachten, dass die Aktivität aller Enzymsysteme empfindlich auf Änderungen des pH-Wertes reagiert. Eine latente Gewebsazidose kann somit nicht nur die Eliminierung sauer-reagierender Toxine beeinträchtigen, sondern auch die Aktivität der Entgiftungsenzyme.

Fazit: ein pyhsiologischerweise wechselnder Urin-pH-Wert zwischen basisch und sauer garantiert letztlich die Eliminierung basischer sowie saurer Toxine bzw. Toxinmetaboliten. Die oftmals unkritisch geforderte und auch durchgeführte „Daueralkalisierung" des Urins ist somit als nachteilig für die renale Giftausscheidung zu werten.

11.3. Die Biochemische Individualität

Die biochemische Individualität eines jeden Menschen findet sich auch in dessen Enzymausstattung wieder: So kann auch die Aktivität der verschiedenen Entgiftungsenzyme bei jedem Menschen variieren. Analog der oben beschriebenen Phänomene, erklären sich ungleiche Reaktionen verschiedener Menschen auf ein und dasselbe Medikament durch unterschiedlich aktive Enzymmuster. Wenn bei manchen Patienten ein Medikament nicht wie vorgesehen wirkt oder aber unerwünschte Nebenwirkungen auftreten, kann der Grund hierfür in einem verzögerten oder aber beschleunigten Abbau der Substanz - bedingt durch die unterschiedliche Aktivität der Enzyme - liegen. Bei einigen Arzneimitteln ist eine physiologische Phase I sogar Voraussetzung für deren Wirksamkeit. Den eigentlichen pharmakologischen Wirkstoff produziert in diesen Fällen der Organismus im Rahmen der primären Entgiftungsschritte selbst: Erst der Metabolit aus der Phase I ist pharmakologisch wirksam. So entfaltet beispielsweise das Antihistaminikum Terfenadin erst nach dessen Metabolisierung seine antihistaminische Wirkung. Fazit: eine verzögerte Aktivität der Phase-I-Enzyme bewirkt eine unzureichende Aktivierung des Medikaments, mit der Folge einer unbefriedigenden Arzneimittelwirkung. Andererseits kommt es zu einer erhöhten Konzentration des unveränderten Terfenandins im Blut des Patienten. Daraus können Risiken entstehen: Bei gleichzeitiger Ketoconazol- oder Erythromycintherapie kommt es zwischen den verschiedenen Substanzen zu pharmakodynamischen Interaktionen, woraus ein erhebliches Komplikationsrisiko erwächst (lebensgefährliche Arrhythmien).

11.4. Tumorrisiko: Schaden am genetischen Material durch Chemikalien

Maligne Neoplasien sind Ausdruck einer Akkumulation genetischer Läsionen, die letztlich eine gesteigerte Zellproliferation und/oder eine unzureichende Elimination von Zellen mit fehlerhafter DNA nach sich ziehen. Solche genetischen Läsionen werden im hohen Maße durch die verschiedensten Toxine induziert. Die ersten Beobachtungen hinsichtlich der Entstehung von Krebs und erhöhter Schadstoffexpositionen wurden bereits vor mehr als 200 Jahren gemacht: Über den Schornsteinfegerkrebs wurde 1775 berichtet. Zwar zeigen entsprechende Untersuchungen, dass die Hauptursachen für Tumore nicht auf den Kontakt mit exogenen Giftstoffen zurückzuführen sind, sondern hier in erster Linie falsche Ernährungsgewohnheiten und Tabakkonsum im Vordergrund stehen, aber dennoch: der weit überwiegende Teil der auftretenden Entartungen hat chemische Ursachen. Bei genauer Betrachtung der Thematik lässt sich nämlich erkennen, dass zwischen Giftbelastung und Lebens- bzw. Ernährungsgewohnheiten interessante Verbindungen existieren. Einerseits steht die Aktivität und die Effizienz des menschlichen Entgiftungsapparates in einem engen Zusammenhang mit der Versorgung verschiedener Mikronährstoffe sowie sekundärer Pflanzenstoffe, andererseits ist die Ursache für Krebs beispielsweise durch Überernährung ebenso auf – endogen entstehende – chemische Einwirkungen zurückzuführen.

11.4.1. Entgiftung in Abhängigkeit der Mikronährstoff-Versorgung

Die Enzyme, die im Rahmen der Phase I und der Phase II der Entgiftung Umweltschadstoffe sowie Nahrungsgifte bzw. Alkohol und Substanzen aus inhaliertem Tabakrauch unschädlich machen, reagieren empfindlich auf eine unzureichende Versorgung mit bioaktiven Substanzen. Als Beispiel sei hier das Element Selen genannt. Es ist bekannt, dass große Bevölkerungsgruppen eine unzureichende Selenversorgung aufweisen. Die Aktivität eines der wichtigsten Entgiftungsenzyme, die Glutathion-Peroxidase, wird durch eine unzureichende Selenversorgung deutlich gehemmt. Dadurch kommt es zu einer Beeinträchtigung der Entgiftungskapazität, wodurch mit einer gesteigerten Gifteinwirkung auf den Organismus zu rechnen ist. Eine ganz ähnliche Bedeutung kommt den Elementen Zink, Kupfer, Magnesium sowie den Vitaminen B_2, B_6 und C zu. Viel zu wenig Berücksichtigung findet gerade in diesem Zusammenhang noch immer die Bedeutung der sekundären Pflanzenstoffe in Lebensmitteln. Glucosinolate, Polyphenole, Karotinoide, Saponine oder Indole üben ebenfalls eine messbare aktivitätssteigernde Wirkung auf die Entgiftungsenzyme aus. Die genannten Stoffe kommen in Gemüsen vor, die meist nicht mehr in ausreichender Menge verzehrt werden (Brokkoli, Rosenkohl, Kresse, Rot- und Weißkohl, Kohlrabi) oder durch falsche Zubereitung ihren ernährungsphysiologischen Wert verlieren.

Wie oben bereits aufgeführt, kommt es im Rahmen der Phase I der Entgiftung zu einer Bioaktivierung (Giftung) auch derjenigen Fremdstoffe, die zu den Prokanzerogenen gehören. Es entstehen biologisch wirksame Kanzerogene. Die Phase-II-Enzyme machen diese Substrate zwar in der Regel unwirksam, doch entsteht zunächst ein erhöhtes Risiko in Abhängigkeit der „Produktionsrate" der Phase I: je aktiver die Phase I, desto intensiver die Produktion von Kanzerogenen. Folglich begünstigen Substanzen, die induzie-

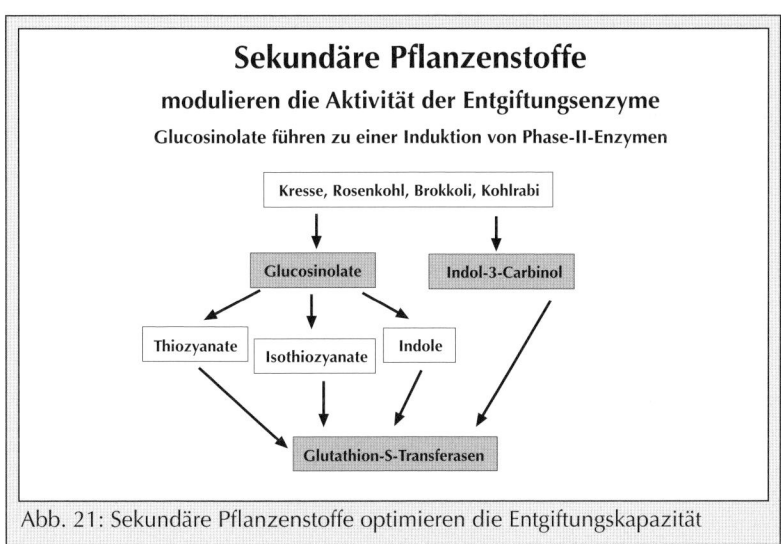

Abb. 21: Sekundäre Pflanzenstoffe optimieren die Entgiftungskapazität

153

rend (stimulierend) auf die Phase-I-Enzyme wirken, die Kanzerogenese, während inhibierende (hemmende) Substanzen das Risiko reduzieren. Andererseits reduziert die Induktion von Phase-II-Enzymen das kanzerogene Risiko. Auch lässt sich wieder das Risiko der körpereigenen Entgiftung erkennen. Interessanterweise entfalten die oben genannten Pflanzenstoffe überwiegend eine differenzierte Wirkung auf die Enzymaktivität. So wird vielfach die Phase I abgebremst, während die Phase II induziert wird: Das kanzerogene Risiko wird somit reduziert.

Inzwischen konnte eine große Anzahl von Stoffen aus den oben bereits erwähnten Nahrungsmitteln identifiziert werden, die modulierend in die Entgiftung eingreifen. So konnten für die Abbauprodukte der Glucosinolate (Isothiozyanate, Thiozyanate, Sulforaphan und Indole, insbesondere Indol-3-Carbinol) in zahlreichen tierexperimentellen Studien antikanzerogene Wirkungen nachgewiesen werden (Sparnis et al. 1982, Zhang et al. 1992). Die Untersuchungen ließen - wie oben bereits angedeutet - kompetitive Hemmungen von Phase-I-Enzymen bei gleichzeitiger Induktion von Phase-II-Enzymen erkennen. Humanstudien konnten die Beobachtungen inzwischen bestätigen. Mittels einer glucosinolatreichen Ernährung (Brokkoli, Kresse, Meerrettich) lässt sich der Plasmagehalt der Glutathion-S-Transferasen signifikant erhöhen (Bogaards et al. 1992). Hinsichtlich sekundärer Pflanzeninhaltsstoffe sei noch die Gelbwurz erwähnt, deren Inhaltsstoff Curcumin, über die Stimulation des Glutathion-S-Transferase-Isoenzyms GST8-8 die Lipidperoxidation hemmt.

11.5. Labordiagnostische Möglichkeiten

Die Labormedizin ermöglicht heute ohne großen Aufwand einen Einblick in die individuelle Entgiftungskapazität unserer Patienten. Die Aktivität der wichtigsten Detoxifikationsenzyme sowie auch des Glutathionspiegels können routinemäßig analysiert werden.

Als Indikationen wären neben der allgemeinen Prävention insbesondere Tumorerkrankungen sowie chronisch-unspezifisch Krankheitsbilder zu nennen, worunter auch unklare Lebererkrankungen fallen. Die Beurteilung der individuellen Entgiftungskapazität bzw. das Erkennen individueller biochemischer Varianten hilft einerseits Komplikationsrisiken z.B. im Rahmen einer allopathischen Therapie zu senken und andererseits eine bewusste, gesundheitserhaltende Lebensführung anzustreben. Letzterem kommt neben der gezielten Modulation der Entgiftungsenzyme eine herausragende Bedeutung in der Präventivmedizin zu. Darüber hinaus kann ein entsprechender Status hilfreicher Wegweiser für anstehende Entgiftungstherapien und Fastenkuren darstellen. Sollten die Laborergebnisse eine unzureichende Enzymleistung und/oder erniedrigte Glutathionspiegel hervorbringen, wäre die Mobilisation von Speichergiften mit Risiken behaftet. Dies könnte auch eine Erklärung dafür sein, dass einige Patienten während Fastenkuren überdurchschnittlich heftig mit einer Verstärkung diffuser Symptome reagieren und sich entgegen den Erwartungen nicht stabilisieren. Die therapeutischen Möglichkeiten, die uns im Rahmen der Orthomolekularen Therapie und der Ernährungsmedizin zur Verfügung stehen, können diese Risiken gezielt reduzieren. Unter diesem Aspekt kommt dem Thema Entgiftung eine völlig neue Bedeutung zu.

11.6. Glutathion

11.6.1. Struktur und Arbeitsweise des Glutathions
Glutathion – ein Tripeptid - wird im Zytoplasma der Zellen gebildet. Es besteht aus den drei Aminosäuren Glutamin, Cystein u. Glycin, die unter Energieverbrauch verknüpft werden. Glutathion schützt u.a. die Zellmembranproteine sowie das Hämoglobin vor oxidativen Prozessen, da Glutathion wegen seiner Thiolgruppe als Reduktionsmittel dient. Über die Thiolgruppen können Elektronen in Form von Wasserstoff abgegeben werden, welche wiederum andere Moleküle reduzieren („heilen"), die zuvor ungewollt oxidiert wurden. Bei diesem Vorgang „opfern" sich jeweils zwei Glutathionmoleküle, die nun selbst oxidiert sind. Die beiden geopferten Glutathionmoleküle verbinden sich nun miteinander zu Glutathion-Disulfid (GSSG =

Glutathion – Notarzt der Zellen

Glutathion dient wegen seiner Thiolgruppe als Reduktionsmittel: Über sie können Elektronen in Form von Wasserstoff abgegeben werden, welche wiederum andere Moleküle reduzieren („heilen"), die zuvor ungewollt oxidiert wurden.

155

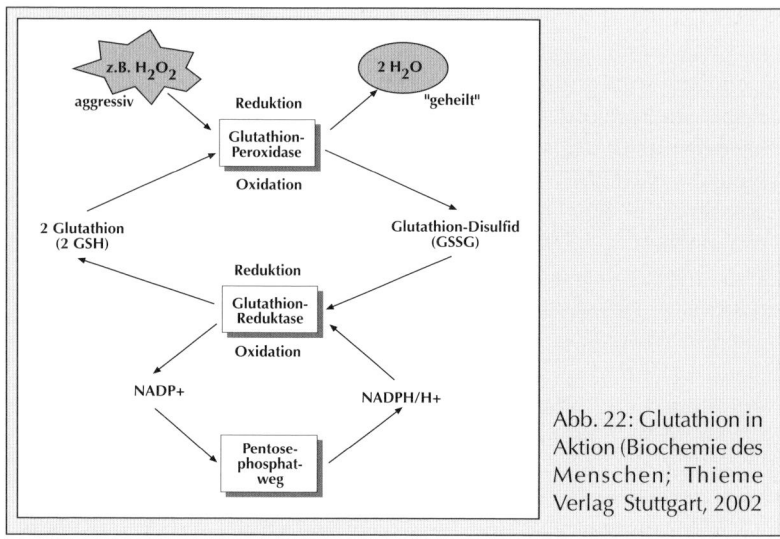

Abb. 22: Glutathion in Aktion (Biochemie des Menschen; Thieme Verlag Stuttgart, 2002

oxidiertes = unwirksames Glutathion). In diesen Prozess greift das selenhaltige Enzym Glutathion-Peroxidase katalysierend ein. Das verbrauchte Glutathion ist aber nicht verloren, sondern wird regeneriert, d.h. das „Abfallprodukt" GSSG wird wieder in reduziertes Glutathion zurückgeführt. Dieser Prozess wird durch das Enzym Glutathion-Reduktase katalysiert. In der Zelle steht GSH normalerweise in einem steten Gleichgewicht mit aggressiven „Abfallprodukten" des Zellstoffwechsels wie dem Glutathion-Disulfid (GSSG). Unter physiologischen Bedingungen entspricht der intrazelluläre Gehalt an GSSG maximal 10% des reduzierten Glutathion. Kommt es nun zu oxidativem Stress, kann der GSSG-Spiegel schnell auf toxische Werte ansteigen. Hier gewährleistet das Glutathion-System den ständigen Ausscheidungsvorgang von GSSG aus der Zelle. In der GANZIMMUN AG wurde ein verbessertes Verfahren zur Beurteilung des Glutathionstoffwechsels etabliert, mit dem es möglich ist, neben dem Gesamt-Glutathion-Spiegel das Verhältnis von oxidiertem zu reduziertem Glutathion abzubilden. Darüber hinaus kann mit Hilfe des erythrozytären Gesamt-Glutathions, bezogen auf den Hämoglobingehalt, die Zellschutzkapazität des Erythrons dargestellt werden. Mit diesem Diagnoseverfahren ist eine Objektivierung des gesundheitlichen Mittelwertes möglich.

11.6.2. Aufgaben des Glutathions

Im Organismus wirkt Glutathion in verschiedenen Strukturformen in einem - anderen Systemen übergeordneten - Glutathionsystem, welches eine Fülle von Aufgaben bewerkstelligt. Reduziertes Glutathion (aktive Form) ist die multifunktionelle Basis aller vitalen Zell-Leistungen und als die wichtigste Grundlage der Lebens-, Anpassungs- und Arbeitsfähigkeit jeder Zelle zu sehen. Es dient der komplexen, konzentrierten Aktion gegen aktivierte Sauerstoffstufen, gegen freie Radikale, gegen oxidativen Stress und damit gegen alle Erkrankungen, Intoxikationen mit Xenbiotika, gegen Strahlenschäden, vor allem aber gegen Krebserkrankungen. Es fungiert als Coenzym für die Glutathion-S-Transferasen und die selenabhängige Glutathionperoxidasen. Glutathion ist unerlässlich als Konjuganz in der Phase II.

Darüber hinaus spielt das Glutathion-System eine Schlüsselrolle in der Strukturbildung von Proteinen und bei der Reparatur von DNA-Schäden. Die Aktivierung von Enzymen durch GSH ist dabei ein wesentlicher Aspekt. Weiterhin wird der Transport von Aminosäuren und Peptiden durch Zellmembranen ermöglicht.

Auch die Synthese einiger Interleukine und Prostaglandine sowie die Regulation des Lymphozytenstoffwechsels ist von Glutathion abhängig. So verringert ein Glutathionmangel die Anzahl bestimmter Lymphozyten (beeinträchtigte Proliferation von T-Lymphozyten) und reduziert die zytotoxische T-Zell-Aktivität.

Weitere Forschungsergebnisse ließen einen unzweifelhaften Zusammenhang zwischen Zellalterung und Glutathion erkennen. Es scheint, dass ein hoher GSH-Spiegel einen positiven Einfluss auf die Lebenserwartung ausübt. Vitalität, geistige Frische, die allgemeine Widerstandsfähigkeit gegenüber körperlichen Leiden, ein normaler Fettstoffwechsel, ein gesundes Herz-Kreislauf-System, eine rasche Rekonvaleszenz sowie letztlich ein hohes Lebensalter korrelieren mit einem überdurchschnittlich hohen Glutathion-Spiegel. Julius, Michigan (USA), vermutet, dass manche Kettenraucher nicht an Bronchialkrebs erkranken, weil sie einen hohen Glutathion-Spiegel haben. Dieses Phänomen ist sehr wahrscheinlich auf die stark entgiftende und radikalfangende Eigenschaft von GSH zurückzuführen. Andere Untersuchungen zeichnen Glutathion als einen vorzüglichen Chelatbildner aus, der in der Lage ist, Schwermetallkomplexe zu entgiften.

Die Substrate

• *Selen*
• *Vitamin B₂, B₃, B₆, C und E*
• *L-Carnitin*
• *Glutamin*
• *Glycin*
• *Cystein*
• *α-Liponsäure*

sind in die Glutathionsynthese bzw. in den Recycleprozess eingebunden. Eine Substitutionstherapie optimiert die Glutathionsynthese.

Ein erniedrigter Glutathion-Spiegel fördert degenerative Prozesse im Organismus. Dieses Phänomen scheint besonders stark ausgeprägt zu sein im Bereich des ZNS und des Immunsystems.

Ein Mangel an Glutathion tritt besonders häufig bei schwerer körperlicher Arbeit oder bei Leistungssportlern sowie bei oxidativem Stress auf. Dadurch kann der Glutathionspiegel um 50 - 60% seines Ausgangswertes fallen, was bei Wiederholungen bis zu 60 Stunden anhalten kann. Die Folge: Es kann mangels ausreichender Detoxifikationskapazitäten zu einer extremen Sensibilisierung gegenüber toxischen Substanzen kommen. Dies gewinnt besonders dann an Bedeutung, wenn z.B. durch Fasten die ohnehin schlecht ablaufende Biosynthese des Glutathions noch zusätzlich durch Toxine gehemmt wird.

Aber auch die Syntheseleistung der Leber kann primär oder sekundär beeinträchtigt sein (Lebererkrankungen, Mangel an Mikronährstoffen etc.). Eine erhöhte Konfrontation mit freien Radikalen und/oder Xenobiotika ist ebenfalls als Ursache einer Minderversorgung zu berücksichtigen, da so GSH vermehrt verbraucht wird. Letztlich beeinträchtigt jede schwerwiegende Erkrankung das Glutathion-System.

11.6.3. Regeneration des Glutathions

Da die intrazelluläre Glutathion-Synthese durch spezifische Mikronährstoffe gesteigert werden kann, empfiehlt sich eine entsprechende Substitutionstherapie. Als Vorläufersubstanzen gelten die Aminosäuren Cystein, Glutamin und Glycin, die beispielsweise in dem

Produkt aminoplus® antiox enthalten sind (200 mg L-Glutamin, 277 mg L-Cystein uns 150 mg Glycin pro Kapsel, Kyberg-Pharma).

Eine besonders kostengünstige Möglichkeit, die benötigten Aminosäuren in hochwertiger und weitgehend natürlicher Form zuzuführen, bietet die Molke. Diesbezüglich sollte allerdings der proteinoptimierten Heirler-Diät-Kurmolke (Reformhaus) der Vorzug gegeben werden. Je nach Sachlage kann der Patient zwischen 0,5 bis 1 Liter täglich davon trinken. Cystein als L-Acetylcystein ist darüber hinaus in Form von entsprechenden Arzneimitteln gegen Husten und Verschleimung verfügbar (z.B. ACC-akut®). Glutamin ist in dem Nahrungsergänzungsmittel MucoZink® enthalten, welches darüber hinaus auch die weiteren, zur Glutathion-Synthese bzw. zur Glutathion-Reaktivierung benötigten Mikronährstoffe enthält. Diese sind Vitamin B_2, B_3, B_6, Vitamin C und E sowie das Spurenelement Selen.

Letztlich trägt das Antioxidanz α-Liponsäure (z.B. Vitatrans®-Infusionen) ebenfalls zu einer gesteigerten Glutathion-Synthese bzw. einer Erneuerung von Glutathion bei. Entsprechende Untersuchungen konnten zeigen, dass die Einnahme von α-Liponsäure den intrazellulären Gehalt an Glutathion um 30% erhöhen kann (Packer). Busse et al. konnten am Tiermodell eine dosisabhängige Steigerung der Glutathionkonzentration von bis zu 70% dokumentieren. Die Autoren kamen zu dem Schluss, dass eine der wichtigsten Erklärungen für den positiven Einfluss der α-Liponsäure die nachgewiesene Regeneration von Glutathion ist.

α-Liponsäure gilt als vitaminähnliche, aber endogen gebildete Substanz mit Koenzymfunktion. Insbesondere Patienten mit Lebererkrankungen, Diabetes mellitus, Arteriosklerose und Polyneuritis weisen häufig erniedrigte Spiegel auf. Insgesamt kommt der α-Liponsäure eine bedeutende antioxidative und entgiftende Funktion zu. Die reduzierte Form von α-Liponsäure, die Dihydroliponsäure, fungiert als Chelatbildner, so dass sich Vitatrans®-Infusionen hervorragend zur Schwermetallentgiftung eignen. Darüber hinaus werden neben Glutathion auch andere antioxidative Vitamine wie Vitamin C und E durch α-Liponsäure recycelt.

Die hier aufgeführten Substanzen wirken synergistisch und können sinnvollerweise gemeinsam verabreicht werden.

11.7. Die Enzyme der Phase I

Phase-I-Enzyme sind in den Membranen des endoplasmatischen Retikulums verankert und kommen in der Natur ubiquitär in Pflanzen, Bakterien, Tieren und dem menschlichen Organismus vor. Die bisher nahezu 500 bekannten Cytochrom-P450-Gene haben sich vor ca. 3,5 Milliarden Jahren aus entsprechenden Vorläufergenen entwickelt. Als Abkürzung für Cytochrom P450 dienen die Großbuchstaben CYP. Insgesamt sind beim Menschen derzeit 39 CYP-Enzyme bekannt, die unterschiedlichen Genfamilien zuzuordnen sind. Die Leber ist das Organ mit dem höchsten P450-Enzymgehalt. Sie enthält 90 – 95% der entsprechenden Cytochrome, wobei 60 – 65% davon auf Enzyme entfallen, die den Arzneimittelmetabolismus katalysieren. So werden beispielsweise Arzneistoffe durch die P-450 Enzyme der Genfamilie 1, 2 und 3 metabolisiert. Polymorphismen entsprechender enzymexprimierender Gene können

• durch zu rasche Metabolisierung zu unzureichender Arzneimittelwirkung führen (Wirkstoff wird zu schnell abgebaut)
• oder verzögerter Metabolisierung zu einem unkontrollierten Anstieg des Wirkstoff-Plasmaspiegels führen, was zu toxischen Nebenwirkungen führen kann.

Patienten, die unerwünschte Arzneimittelreaktionen aufweisen oder aber auffallend schlecht auf ein gewähltes Medikament ansprechen, sollten prinzipiell mittels eines genetischen Tests auf Polymorphismen der Entgiftungsenzyme untersucht werden.

11.8. Die Enzyme der Phase II: Die Glutathion-S-Transferasen

Die Glutathion-S-Transferasen (GST) gehören zu der Gruppe der Phase-II–Entgiftungsenzyme, deren Aufgabe es ist, neben endogenen Toxinen auch Xenobiotika, einschließlich Karzinogene, zu eliminieren, so dass den GST eine bedeutende Zellschutzfunktion zukommt. Sie werden im Zytoplasma der verschiedensten Zellen, insbesondere der Organe der Entgiftung bzw. der Kontaktorgane, gebildet. Ihre Aufgabe besteht darin, aktivierte Metaboliten aus der Phase I an endogene Bausteine (z.B. reduziertes Glutathion) zu koppeln und somit für die Wasserlöslichkeit als Voraussetzung der renalen Gifteliminierung zu sorgen. Dieser Prozess wird als Konjugationsreaktion bezeichnet.

Darüber hinaus konnte gezeigt werden, dass die verschiedenen GST auch bei Strahlenbelastung vermehrt exprimiert werden, um exponierte Zellen vor dem Zelltod zu schützen (Ballmer-Hofer et al.). Andererseits besitzen auch entartete Zellen die Fähigkeit, GST zu exprimieren. Dieses Phänomen birgt das Risiko einer zunehmenden Zytostatika- und/oder Strahlenresistenz. Dieser Umstand kann zur Beurteilung einer etwaigen Zytostatika-Resistenz inzwischen diagnostisch genutzt werden (siehe unter GST pi).

Neben der Entgiftung von Chemikalien sind die Glutathion-S-Transferasen für den Abbau von Schwermetallen mitverantwortlich. Verschiedene Arbeiten zeigen, dass es zu einem Anstieg der GST bei Anwesenheit von Schwermetallen kommt. Für die einzelnen Ele-

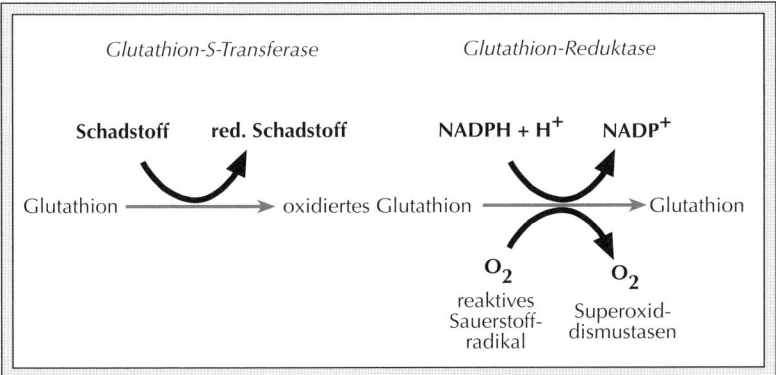

Abb. 23: Entgiftungsreaktion der Glutathion-S-Transferasen. Dabei entsteht oxidiertes Glutathion, das in einer zweiten Reaktion unter Bildung freier Radikale wieder reduziert wird.

mente ließ sich Folgendes feststellen:
- Cadmium verursachte einen Anstieg der GST um etwas weniger als das Doppelte.
- Anorganisches Quecksilber erhöhte die Aktivität um etwas mehr als das Doppelte.
- Organisches Quecksilber verursachte einen Aktivitätsgrad um mehr als das Doppelte.

Diese Ergebnisse verdeutlichen, dass die Glutathion-S-Transferasen an der Detoxifikation von Schwermetallen beteiligt sind. Da insbesondere Dentalwerkstoffe unterschiedliche Anteile toxischer Metalle enthalten, ist davon auszugehen, dass bei einer entsprechenden Belastung Erhöhungen der GST-Aktivitäten nachweisbar sind. Somit kann der labortechnisch messbare Aktivierungsgrad der o.g. Entgiftungsenzyme einen Grad für die Toxizität der erwähnten Metalle darstellen.

11.8.1. Isoenzym-Klassen der GST

Die Glutathion-S-Transferasen werden in Isoenzym-Klassen unterteilt: alpha, mu, pi und theta. Diese unterscheiden sich hinsichtlich ihrer Struktur und enzymatischen Reaktionen, so dass eine gewisse „Spezialisierung" auf verschiedenste Toxine nachweisbar ist. Allerdings besitzen die unterschiedlichen Enzymtypen eine überlappende Substratspezifität, so dass verminderte bzw. unzureichende Enzymaktivitäten einzelner GSTs mit einer gewissen Toleranz abgefangen werden können. Fazit: Zur Beurteilung der Entgiftungskapazität sollte deshalb immer die Gesamtaktivität der GST-Enzyme bestimmt werden.

Bei der Beurteilung der Enzymaktivität der GST lassen sich verschiedene Typen unterscheiden. Diese Typisierung leitet sich von den Konjugationsreaktionen ab, die durch die GST theta katalysiert werden. Es findet sich in der Literatur eine Einteilung in schnelle und langsame Konjugierer, wobei der schnelle Konjugierer dem physiologischen oder Wildtyp entspricht. Das heißt, dieser Aktivierungsgrad ist der normale. Die so genannten Nichtkonjugierer stellen eine dritte Gruppe dar, deren Enzym-Aktivierungsgrad keine ausreichenden Konjugationsreaktionen zulässt.

Zusammengefasst gilt: Ist die Aktivität der GST unzureichend, sammeln sich vermehrt Metabolite der Entgiftungsreaktionen der Phase I im Organismus an. Kritisch wird die Situation, wenn es durch die Phase I zu einer Giftung der aufgenommenen Substrate kommt, da dann mit einer verlängerten Einwirkzeit auf die verschiedenen Zellkompartimente zu rechnen ist.

Therapeutisch kann eine Induktion des entsprechenden Enzyms mit Hilfe sekundärer Pflanzenstoffe sowie orthomolekularer Substanzen herbeigeführt und dadurch eine Optimierung des Aktivierungsgrades erzielt werden (s.o. sowie unter der Einzelbeschreibung der GSTs).
Zur Ursachenklärung siehe unter Tumorrisiko: Schäden am genetischen Material durch Chemikalien, sowie unter Gendiagnostik

11.8.1.1. GST alpha

Die Glutathion-S-Transferase alpha wird vor allem in der Leber, der Lunge und den Nieren exprimiert. Sie katalysiert die Entgiftungsreaktionen von verschiedenen Xenobiotika wie z.B. Cumenhydroperoxide. Sie gilt bei erhöhten Spiegeln als sensitiver Marker für eine Leberzellschädigung. In unterschiedlichen Arbeiten konnte gezeigt werden, dass GST alpha eine Leberzellschädigung verschiedenster Genese (Hepatitis C, tox. Schädigung, Schwangerschaft u.a.) verlässlicher anzeigt als die konservative Bestimmung der Transaminasen. Außerdem kann eine toxische Leberzellschädigung zu einem viel früheren Zeitpunkt und bei geringerer Konzentration der Noxe entdeckt werden.

Glucosinolate, die besonders hoch konzentriert in Brokkoli, Rosenkohl, Meerrettich und Kresse vorkommen, können die Aktivität der GST alpha um ca. 30% steigern (induzieren). Teepolyphenole bewirkten ebenfalls eine Induzierung der GST alpha.

11.8.1.2. GST pi

Die Glutathion-S-Transferase pi ist die am häufigsten vorkommende Vertreterin der GST-Familie. Sie ist bisher in allen menschlichen Geweben gefunden worden. Darüber hinaus konnte die GST pi in verschiedenen Tumorgeweben nachgewiesen werden, so dass sie als histochemischer oder serologischer Tumormarker für etliche Tumore betrachtet werden kann. Auch in kolorektalen Tumoren wurde die GST pi in erhöhten Konzentrationen gefunden, während in der gesunden Darmmukosa unauffällige Verhältnisse vorliegen. Der erhöhte Nachweis von GST pi zeigte eine Korrelation mit der Entdifferenzierung des Tumorgewebes, so dass dieser Marker im Rahmen der Tumorprogression immer sensitiver wird.

Hinsichtlich onkologischer Indikationen ist weiterhin erwähnenswert, dass hohe GST pi-Konzentrationen in multi-drug resistenten Tumoren zu finden sind (multi-drug Resistance = MDR). Die entarteten Zellen „missbrauchen" das entgiftende Potenzial der GST-pi, da durch eine Deaktivierung der toxischen Wirkung der Zytostatika die pharmakologische Wirksamkeit aufgehoben wird. So konnte in einer aktuellen chinesischen Studie aus dem Jahr 2003 gezeigt werden, dass der Nachweis von GST pi im Brustkrebsgewebe ein Indikator für eine schlechte Prognose darstellt, da eine Erhöhung der GST pi mit einer Therapieresistenz des Tumorgewebes korrelierte.
Darüber hinaus zeigten andere Studien, dass eine erhöhte GST-Aktivität eine vermehrte Zerstörungs- oder Produktionsrate von Blutzellen im Sinne einer Erkrankung des blutbildenden Systems (best. Leukämieformen) darstellen kann.

Auch die GST pi-Aktivität kann durch Glucosinolate und Pyruvat, in Brokkoli, Meerrettich, Rosenkohl und Kresse enthalten, sowie durch Teepigmente induziert werden. Die orale Aufnahme von Indol-3-Karbinol führt im Tierversuch zu einer Hemmung der MDR, wodurch Tumorzellen empfindlicher auf Chemotherapeutika reagieren. Auch Indol-3-Karbinol ist besonders hoch konzentriert in Brokkoli enthalten.

11.8.1.3. GST theta

Glutathion-S-Transferase theta katalysiert die Konjugationsreaktion der Kanzerogene Dichlormethan, Ethylenoxid und anderer Verbindungen industriellen Ursprungs. Die Aktivität der GST theta wird über ihr Vermögen, eine standardisierte Menge des Substrats

Methylbromid im Blut zu katalysieren, definiert. Je nachdem wie hoch der Aktivierungsgrad der GST theta ist, erfolgt eine Einstufung als schneller Konjugierer, langsamer Konjugierer oder Nichtkonjugierer. Dem Aktivierungsgrad entsprechend werden die Substrate mehr oder minder zügig von der GST theta umgesetzt. Bei einer verminderten Aktivität kann es zu einer Akkumulation der teils toxischen Stoffwechselprodukte der Phase-I-Reaktionen und damit zu Schädigungen kommen.

11.8.1.4. Was sagen Aktivitätsmessungen der Glutathion-S-Transferasen aus ?

Zusammenfassend lässt sich sagen, dass die labordiagnostische Beurteilung der Enzymaktivitäten einen Einblick in die Entgiftungsreaktionen des Organismus gegenüber Xenobiotika und oxidativem Stress ermöglicht. Reduzierte GST-Aktivitäten sprechen für eine erhöhte Gefährdung durch chronische Xenobiotika-Belastung und können zu individuell unterschiedlichen klinischen Folgeerscheinungen führen.
Andererseits kann die Untersuchung der GST-Spiegel als Biomarker dienen, wenn Erhöhungen der Aktivität auf verschiedene pathologische Vorgänge hinweisen (z.B. Leberzellschäden, Neoplasien, hämatologische Erkrankungen).

Da eine verminderte Enzymaktivität in einem Polymorphismus (durch Mutation verändertes Merkmal) ihrer codierenden Gene begründet sein kann, ist bei Detektion einer verminderten Enzymaktivität eine anschließende gendiagnostische Ursachenabklärung zu empfehlen (s. Kap. Gendiagnostik). Der Vorteil ist, dass diese Untersuchung nur einmal im Leben durchgeführt werden muss. Sie ist mit einer einfachen Blutprobe (EDTA-Blut) verbunden.

Wie in der Einführung bereits beschrieben, stehen mittels diverser orthomolekularer Substanzen sowie sekundärer Pflanzenstoffe Therapieoptionen zur Verfügung, um den gestörten Entgiftungsmetabolismus zu aktivieren und Folgeschäden zu verhindern. Darüber hinaus kann eine Aufklärung über gesundheitsabträgliche Lebensweisen bzw. die Aufforderung zu Lifestyle-Änderungen dem Patienten gegenüber glaubhafter vermittelt werden.

11.9. Gendiagnostik zur Abklärung unzureichender Enzymaktivitäten

Die Genotypen der Glutathion-S-Transferasen sind u.a. GST M1, GST P1 und GST T1 bezeichnet. Untersuchungen zeigten, dass das Auftreten von Mutationen in der genetischen Struktur der GST mit dem Risiko an bestimmten Krebsarten zu erkranken, assoziiert ist.

Negative GST-Aktivitäten können auf einem Polymorphismus des codierenden Gens beruhen. Mit einer gendiagnostischen Untersuchung ist es möglich, derartige Polymorphismen aufzudecken. Unter einem genetischen Polymorphismus versteht man das Vorkommen von Genvariationen in einer Population mit einer Häufigkeit von mehr als 1%. Liegt die Häufigkeit unter 1%, spricht man von einer Mutation. Die Folge ist die Vielgestaltigkeit und unterschiedliche Ausprägung eines Merkmals. Als Beispiel sind die unterschiedlichen menschlichen Blutgruppen (A, B, 0) zu nennen. Tritt ein Merkmal in seiner „ursprünglichen Form" auf, das heißt, es liegt keine genetische Veränderung (Polymorphismus/Mutation) vor, spricht man vom Wildtyp.

Mutationen können auf nur einem Allel vorliegen. Dies wird als heterozygot (mischerbig) bezeichnet. Die Stärke der Ausprägung des Merkmals hängt davon ab, ob dieses Merkmal dominant oder rezessiv vererbt wird.

Homozygot (reinerbig) bedeutet, dass die Mutation auf beiden Allelen vorhanden ist und somit die stärkste Veränderung der Auswirkung des betreffenden Gens mit sich bringt.

11.9.1. Bedeutung für die Glutathion-S-Transferasen

Der wichtigste Polymorphismus der GST M1 beruht auf einer Gendeletion (Verlust eines DNA-Abschnittes), die einen Verlust der enzymatischen Aktivität (GST M1-Nulltyp) zur Folge hat. In Mitteleuropa weisen ca. 50% der Bevölkerung diesen Gendefekt auf.

166

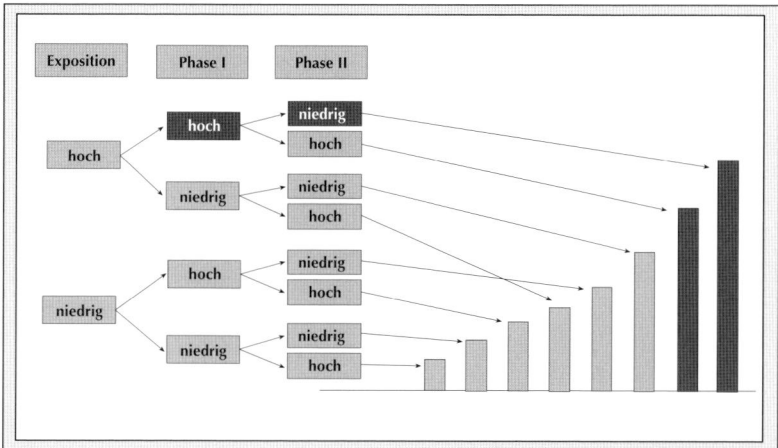

Abb. 24: Die toxischen Auswirkungen bei unterschiedlichen Aktivitäten der Phase-I- und Phase-II-Enzyme z.B. bei genetischen Polymorphismen (n. Nebert und Carvan, 1997)

In einigen Studien konnten Zusammenhänge zwischen dem GST M1-Nulltyp und dem Auftreten von Blasenkrebs gefunden werden.

Bei der GST P1 wurden ebenfalls Polymorphismen festgestellt, die zu einer veränderten Enzymaktivität führten. In Abhängigkeit des Substrats kam es zur Steigerung oder zu einer Verminderung der Enzymaktivität. Das Auftreten eines Polymorphismus bei der GST T1 kann, ebenso wie bei der GST M1, einen Verlust der enzymatischen Aktivität (GST T1-Nulltyp) nach sich ziehen. Hiervon sind ca. 18% der mitteleuropäischen Bevölkerung betroffen. Verschiedene Autoren vermuteten, dass durch die daraus resultierende fehlende Entgiftungskapazität ein höheres Risiko für verschiedene Krebsarten entstünde. Diese These muss zur Zeit aber noch durch weitere Forschungsarbeit belegt werden (Abb. 24).

167

Adresssen

Kontaktadresse B-Vitamine Hevert:
Hevert Arzneimittel GmbH
In der Weiherwiese 1
55569 Nussbaum
Tel. 06751 - 9100

Bezugsadresse Bibag®:
Eu-Ru-med GmbH
Werner-Schrader-Str. 29
38302 Wolfenbüttel
Tel. 05331 - 907699

Kontakt-Adresse bicanorm®/ Carenal®:
Fresenius Medical Care
Else-Körner-Str. 1
61352 Bad Homburg
Tel. 06172 - 6098354

Kontakt-Adresse hemFerin®
Vintage-Pharma GmbH
Frankfurt/Main
info@vintage-pharma.de

Kontakt-Adresse individuelle Mikronährstoff-Produkte / Brokkoli-Konzentrat
mk-nutripower GmbH
Hans-Böckler-Str. 111
55128 Mainz
www.mk-nutripower.de

Kontakt-Adresse Labordiagnostik
GANZIMMUN AG
Labor für funktionelle Medizin
Hans-Böckler-Str. 109
55128 Mainz
Tel. 06131 - 7205-0
www.ganzimmun.de

Kontakt-Adresse proBiotik® pur/proBiotik® sport/mucoZink®
nutrimmun GmbH
Dorotheenstr. 8
48145 Münster
Tel. 0251 - 135 66-0
www.nutrimmun.de

Kontakt-Adresse Kresse/ Meerettich (Angozin®-Tabletten)
Repha GmbH
Alt-Godshorn 87
30855 Langenhagen
Tel. 0511 - 78610-0

Kontakt-Adresse Curcuma (Curcumin®)
TRUW Arzneimittel Vertriebs GmbH
Ziethenstr. 8
33330 Gütersloh
Tel. 05241 - 30074-0

Kontakt-Adresse Enzyme (Pankreatin 20.000 Laves)
Laves Arzneimittel GmbH
Barbarastr. 14
30952 Ronnenberg
Tel. 0511 - 43874-0

Kontakt-Adresse aminoplus® antiox
Kyberg Pharma-Vertriebs GmbH & Co. KG
Keltenring 8
82041 Oberhaching
Tel. 089 - 613809-0

Literaturverzeichnis

Abelow BJ, Holford TR, Insogna KL: Cross-cultural association between dietary animal protein and hip fracture: a hypothesis. alcif Tissue Int 50(1) (1992) 14-8

Alpern RJ, Sakhaee K: Clinical spectrum of chronic metabolic acidosis: Homeostatic mechanisms produce significant morbidity. Am. J. Kidney Dis. 29 (1997) 291-302

Ball D, Maughan RJ: Blood and urine acid-base status of premenopausal omnivorous and vegetarian women. Br J Nutr 78(5) (1997) 683-93

Bayer W: Säure-Basen-Titration; in Martin M.: Labormedizin in der Naturheilkunde; Urban & Fischer, München 2002

Bushinsky DA, Frick KK: The effects of acid on bone. Curr Opin Nephrol Hypertens 9 (4) (2000) 369-79

Diefenbach M.: Übersäuerung: Neutralisieren oder Abbauen und Ausscheiden; Report Naturheilkunde 6/2000, 10-12

Ernährungsbedingungen. Eigenverlag, Inst. f. Regenerationsforschung, Lans, 1994

Frassetto L, Morris RC Jr, Sebastian A: Potassium Bikarbonate reduces urinary nitrogen excretion in postmenopausal women. Clin Endocrinol Metab 82(1) (1997) 254-9

Frassetto LA, Morris RC Jr, Sebastian A: Effect of age on blood acid-base composition in adult humans: role of age-related renal functional decline. Am J Physiol 271(6 Pt 2) (1996) F1114-22

Frassetto LA, Nash E, Morris RC, Sebastian A: Comparative effects of potassium chloride and Bikarbonate on thiazide-induced reduction in urinary Kalzium excretion. Kidney Int 58(2) (2000) 748-52

Garten H: Säure-Basenhaushalt – eine Studie zur Evaluierung verschiedener Messmethoden; Teil I-III; Erfahrungsheilkunde 2001; 50: 10 – 23; 92-100; 156 - 165

Giannini S, Nobile M, Sartori L, Dalle Carbonare L, Ciuffreda M, Corro P, D'Angelo A, Calo L, Crepaldi G: Acute effects of moderate dietary protein restriction in patients with idiopathic hypercalciuria and Kalzium nephrolithiasis. Am J Clin Nutr 69(2) (1999) 267-71

Grinspoon SK, Baum HB, Kim V, Coggins C, Klibanski A: Decreased bone formation and increased mineral dissolution during acute fasting in young women. J Clin Endocrinol Metab 80(12) (1995) 3628-33

Heaney RP: Dietary protein and phosphorus do not affect Kalzium absorption. Am J Clin Nutr 72(3) (2000) 758-61

Heinitz M: Die renale Ausschiedung von Blei, Kdmium und Kalzium durch Lenkung des Säure-Basen-Haushaltes; Erfahrungsheilkunde 3 (1996) 159 -61

Jensen-Jarolim E: Presseinformation Forschung - Med. Universität Wien: Magen als Kontollorgan gegen allergische Reaktionen; MUV Researcher of the Month

Jörgensen HH: Säure-Basen-Haushalt – das Kalium-Mißverständnis; Erfahrungsheilkunde 8 (1996) 490 -4

Krapf R, Jehle M: Nierenfunktion und Nierenerkrankung beim älteren Menschen Schweiz Med Wochenschr 130 (2000) 398-408 Peer reviewed article

Lutz J: Kalzium balance and acid-base status of women as affected by increased protein intake and by sodium Bikarbonate ingestion. Am J Clin Nutr 39(2 (1984) 281-8

Marsh AG, Sanchez TV, Michelsen O, Chaffee FL, Fagal SM: Vegetarian lifestyle and bone mineral density. Am J Clin Nutr 48 (3 Suppl) (1988) 837-41

Martin M: Umweltmedizin für Heilpraktiker, Aescura im Verlag Urban & Schwarzenberg, München 1996

Morris RC, Schmidlin O, Tanaka M, Forman A, Frassetto L, Sebastian A: Differing effects of supplemental KCl and $KHCO_3$: pathophysiological and clinical implications. Semin Nephrol 19(5) (1999) 487-93

Movilli E, Zani R, Carli O, Sangalli L, Pola A, Camerini C, Scolari F, Cancarini GC, Maiorca R.: Direct effect of the correction of acidosis on plasma parathyroid hormone concentrations, Kalzium and phosphate in hemodialysis patients: a prospective study. Nephron 87(3) (2001) 257-62

New SA, Robins SP, Campbell MK, Martin JC, Garton MJ, Bolton-Smith C, Grubb DA, Lee SJ, Reid DM: Dietary influences on bone mass and bone metabolism further evidence of a positive link between fruit and vegetable consumption and bone health? Am J Clin Nutr 71(1) (2000) 142-51

Oritz VZ et al.: Pharmakognostische und pharmakodynamische Studie über Mentzelia cordifolia Dombey, Urs Freund Verlag, Greifenberg 1985

Rae C, Scott RB, Thompson CH, Kemp GJ, Dumughn I, Styles P, Tracey I, Radda GK: Is pH a biochemical marker of IQ? Proc R Soc Lond B Biol Sci 22;263(1373) (1996) 1061-4

Reddy St, Wang Cy, Skhaee K, Brinkley L, Pak Cy: Effect of low-carbohydrate high-protein diets on acid-base balance, stone-forming propensity and cacium metabolism; Am J Kidney Dis 40 (2002) 265-274 .

Reglin F, Wehmeyer P: Spezielle Phytotherapie. Ralf Reglin Verlag, Köln 1995

Remer T: Influence of diet on acid-base balance. Semin Dial 13(4) (2000) 221-6

Reuter U, Oettmeier R: Die hochdosierte Procain-Basentherapie; Ärztezeitschrift f. Naturheilverfahren; 40(11) (1999) 776-82

Sander F: Der Säure-Basenhaushalt des menschlichen Organismus, Hippokrates-Verlag, 1953, 1985

Sebastian A, Harris ST, Ottaway KM, Todd RC, Morris Jr: Improved mineral balance and skeletal metabolism in postmenopausal women treated with potassium bicarnonate. N. Engl. J. Med. 330 (1994) 1776 – 81

Sellmeyer DE, Stone KL, Sebastian A, Cummings SR: A high ratio of dietary animal to vegetable protein increases the rate of bone loss and the risk of fracture in postmenopausal women. Study of Osteoporotic Fractures Research Group. Am J Clin Nutr 73(1) (2001) 118-22

Tucker KL, Hannan MT, Chen H, Cupples LA, Wilson PW, Kiel DP: Potassium, magnesium, and fruit and vegetable intakes are associated with greater bone mineral density in elderly men and women. Am J Clin Nutr 69(4) (1999) 727-36

Van Brandt B: Regulationsstarre: Definition, Bedeutung und Therapie; Biol. Med. 29(I) (2000) 39-40

Vasey C: Das Säure-Basen-Gleichgewicht, Midena-Verlag

Vormann J, Worlitschek M, Goedecke T, Siver B: Supplementation with alkaline minerals reduces symptoms in patients with chronic low back pain; Trace Elem. Med. Biol. 15 (2001) 179 – 183

Weiss RE, Gorn A, Dux S, Nimni ME: Influence of high protein diets on cartilage and bone formation in rats. J Nutr 111(5) (1981) 804-16

Wendt L.: Die Eiweißspeicher-Krankheiten; Karl F. Haug Verlag GmbH, Heidelberg 1987

Wesson DE: Dietary acid increases blood and renal cortical acid content in rats. Am J Physiol 274(1 Pt 2) (1998) F97-103

Witasek A. et al: Einflüsse von basischen Mineralsalzen auf den menschlichen Organismus unter standardisierten ????

Witasek A, Traweger Ch, Gritsch P, Kogelnig R, Trötscher G: Influence of basic mineral salts on human organism while on standardized nutritional conditions. Erfahrungsheilkunde 45(8) (1996) 477-488

Worlitschek M: Der Säure-Basen-Haushalt - Gesund durch Entsäuerung, Patientenratgeber, Haug-Verlag

Worlitschek, M: Praxis des Säure-Basen-Haushaltes - Grundlagen und Therapie, Haug-Verlag

Literatur zum Thema Bakterielle Vaginose / Vaginaldusche

Boon M.E. et al. Human Papillomavirus (HPV)-associated male and female genital carcinomas in a Hindu population: the male as vector and as victim; Cancer, 64 (2) 1989).

Boon ME, R.S. van Coevorden, M.A. van Schie. Douching is not all that bad. Medisch Contact 54 (15) 1999

Boon ME, Rian Wijsman-Grootendorst, Marieke A. van Schie, and Lambrecht P. Kok. Low Prevalence of Bacterial Vaginosis-Associated Flora as Detected in Cervical Smears of Moroccan Immigrants, a Population Group Known to Practice Intensive

Vaginal Hygiene. Presented and accepted in Int. J. Gyn Obstet.

Boon ME, Suurmeijer AJH. The Pap Smear. Third Edition. Amsterdam–Tokyo: Harwood Academic Publishers. 1996.

Bruce FC, Fiscella K, Kendrick JS. Vaginal douching and preterm birth: an intriguing hypothesis. Med Hypotheses 54(5) (2000) 859

Chan PJ, Seraj IM, Kalugdan TH, King A. Evidence for ease of transmission of human papillomavirus DNA from sperm to cells of the uterus and embryo. J Assist Reprod Genet 13(6) (1996) 516-9
Curzik D, Drazancic A, Hrgovic Z. Nonspecific aerobic vaginitis and pregnancy. Fetal Diagn Ther 16(3) (2001) 187-92 (18)

Foch B, McDaniel N, Chacko M. Vaginal douching in adolescents attending a family planning clinic. J Pediatr Adolesc Gynecol 13(2) (2000) 92

Fonck K, Kaul R, Keli F, Bwayo JJ, Ngugi EN, Moses S, Temmerman M. Sexually transmitted infections and vaginal douching in a population of female sex workers in Nairobi, Kenya. Sex Transm Infect 77(4) (2001) 271-5

Friberg J, Confino E, Suarez M, Gleicher N. Chlamydia trachomatis attached to spermatozoa recovered from the peritoneal cavity of patients with salpingitis. J Reprod Med 32(2) (1987) 120-2

Gresenguet G, Kreiss JK, Chapko MK, Hillier SL, Weiss NS. HIV infection and vaginal douching in central Africa. AIDS 11(1) (1997)101-6

Hirst DV. Dangers of improper vaginal douching. Am J Obstet Gynecol 64 (1952) 179

Ison CA, Easmon CS. Carriage of Gardnerella vaginalis and anaerobes in semen. Genitourin Med 61(2) (1985)120-2

Joesoef MR, Sumampouw H, Linnan M, Schmid S, Idajadi A, St Louis ME Douching and sexually transmitted diseases in pregnant women in Surabaya, Indonesia. . Am J Obstet Gynecol 174(1 Pt 1) (1996) 115-9

Kjaergaard N, Kristensen B, Hansen ES, Farholt S, Schonheyder HC, Uldbjerg N, Madsen H. Microbiology of semen specimens from males attending a fertility clinic. La Ruche G, Messou N, Ali-Napo L, Noba V, Faye-Kette H, Combe P, Bonard D, Sylla-Koko F, Dheha D, Welffens-Ekra C, Dosso M, Msellati P. Vaginal douching: association with lower genital tract infections in African pregnant women. Sex Transm Dis 26(4) (1999) 191-6

Ness RB, Soper DE, Holley RL, Peipert J, Randall H, Sweet RL, Sondheimer SJ, Hendrix SL, Hillier SL, Amortegui A, Trucco G, Bass DC; Douching and endometritis: results from the PID evaluation and clinical health (PEACH) study. The PID Evaluation and Clinical Health (PEACH) Study Investigators. Sex Transm Dis 2001;28(4):240

Newton ER, Piper JM, Shain RN, Perdue ST, Peairs W. Predictors of the vaginal microflora. Am J Obstet Gynecol 184(5) (2001) 845-53; discussion 853-5

Onderdonk AB, Delaney ML, Hinkson PL, DuBois AM Quantitative and qualitative effects of douche preparations on vaginal microflora. . Obstet Gynecol 80(3 Pt 1) (1992) 333-8

Rajamanoharan S, Low N, Jones SB, Pozniak AL.. Bacterial vaginosis, ethnicity, and the use of genital cleaning agents: a case control study. Sex Transm Dis 26(7) (1999) 404-9

Rosenberg MJ., Phillips RS. Does douching promote ascending infection? J. Reprod. Med. 37(11) (1992) 930-38

Silverman EM, Silverman AG. Persistence of spermatozoa in the lower genital tracts of women. JAMA 240(17) (1978) 1875-7

Tevi-Benissan C, Belec L, Levy M, Schneider-Fauveau V, Si Mohamed A, Hallouin MC, Matta M, Gresenguet G. In vivo semen-associated pH neutralization of cervicovaginal secretions. Clin Diagn Lab Immunol 4(3) (1997) 367-74

Toth A, Lesser ML, Labriola D. The development of infections of the genitourinary tract in the wives of infertile males and the possible role of spermatozoa in the development of salpingitis. Surg Gynecol Obstet 159(6) (1984) 565-9

Toth A. Alternative causes of pelvic inflammatory disease. J Reprod Med 28(10 Suppl) (1983) 699-702

Literatur zum Thema Frühgeburten-Vermeidungsprogramm

Amsel R, Totten PA, Spiegel CA, Chen KCS, Eschenbach D, Holmes KK: Nonspecific vaginitis. Am J Med 74 (1983) 14-22

Donders G G G, Vereecken A, Bosmans E, Dekeersmaecker A, Salembier G, Spitz B: Definition of a type of abnormal vaginal flora that is distinct from bacterial vaginosis: aerobic vaginitis. Br J Obstet Gynaecol 109 (2002) 34-43

Hengst P, Uhlig B, Bollmann R, Kokott Th: Nutzen der vaginalen pH-Messung zur Frühgeburtsvermeidung. Ergebnisse einer prospektiven Studie. Z Geburtshilfe Perinat 196 (1992) 238-241

Nugent RP, Krohn MA, Hillier SL: Reliability of diagnosing bacterial vaginosis is improved by a standardized method of gram stain interpretation. J Clin Microbiol 29 (1991) 297-301

Saling E, Brandt-Niebelschütz S, Schmitz C: Vermeidung von Spätaborten und risiko-reichen Frühgeburten - für die Routine geeignete Maßnahmen. Z Geburtshilfe Perinat 195 (1991) 209-221

Saling E, Al-Taie T, Lüthje J: Frühgeburtenvermeidungsprogramm. Zusammenarbeit zwischen Arzt, Hebamme und Patientin. Gynäkologe 32 (1999) 39-45

Saling E, Al-Taie T, Schreiber M: Vermeidung sehr früher Frühgeburten - Aktueller Stand. Frauenarzt 41(8) (2000) 952-964

Literatur zum Thema Entgiftung

Alin P et al.: Structural evidence for three different types of glutathione transferase in human tissues. FEBS Lett 182(2) (1985) 319-22

Althaus FR et al.: Grundlagen der Pharmakologie und Toxikologie: Pharmakokinetik. Begleittext zur Vorlesung, Vetsuisse-Fakultät der Universitäten Zürich und Bern, 2004

Beckett G et al.:Plasma glutathione S-transferase measurements after paracetamol over dose: evidence for early hepatocellular damage. Gut 26 (1985) 26-31

Busse, E. et al. "Influence of a-Lipoic Acid on intracellular Glutathion in vitro and in vivo" Arzneim-Forsch/Drug Res 42 (1992) 829 – 831

Carstensen U et al.:B- and T-lymphocyte micronuclei in chimney sweeps with respect to genetic polymorphism for CYP1A1 and GST1 (class Mu). Mutation Resarch 289 (1993) 187-195

Fabig R:Glutathion-S-Transferase T1 und Multiple Chemikaliensensitivität (MCS). Umweltmedizinische Praxis 3(12) (1999) 223-232

Fukuda A et al.:Cellular response to the redox active lipid peroxidation prod-ucts: induction of glutathione S-transferase P by 4-hydroxy-2-nonenal. Biochem Biophys Res Commun 236(2) (1997) 505-9

Gong Y et al.: Effect of tea polyphenols and tea pigments on inducing the activity of the phase II detoxicating enzymes and on the chemoprevention of liver precancerous lesions. Wei Sheng Yan Jiu 29(3 (2000) 159-61

Hierholzer K, Schmidt F (Hrsg.): Pathophysiologie des Menschen. VCH Verlags-gesellschaft, Weinheim 1991

Horn F et al.: Biochemie des Menschen. Georg Thieme Verlag, Stuttgart 2002

Howie WF et al.: Glutathione S-transferase and glutathione peroxidase expression in normal and Tumour human tissues. Carciongenesis 11(3) (1990) 451-458

Knapen M et al.:Plasma glutathione S-transferase Alpha 1-1: A more sensitive marker for hepatocellular damage than serum alanine aminotransferase in hypertensive disorder pregnancy. Am J Obstet Gynecol 178(1) (1998) 161-165

Michelet F et al.:Blood and Plasma Glutathione Measured in Healthy Subjects by

HPLC: Relation to Sex, Aging, Biological Variables and Life Habits. Clin Chem 41/10 (1995) 1509-1517

Menegon A et al.:Parkinson´s disease, pesticides and glutathione transferase polymorphisms. Lancet 352(9137) (1998) 1344-6

Nelson D et al.:Alpha-Glutathione S-Transferase as a Marker of Hepatocellu-lar Damage in Chronic Hepatitis C Virus Infection. Am J Clin Path 104(2) (1995)193-198

Packer L et al.:Alpha-lipoic Acid as a Biological Antioxydant. in: Free Radicals in Biology and Medicine 20 (1996) 625 -26

Pemble S et al.:Human glutathione S-transferase Theta (GSTT1): dDNA cloning and the characterization of a genetic polymorphism. Biochem J 300 (1994) 271-276

Schäfer U et al.: A New Glutathione S-Transferase Assay for Serological Detection of Gastrointestinal Tumors. Klin Lab 39 (1993) 921-924

Schäffert J et al.: Glutathione Transferase from Bovine Placenta. J Biolog Chem 263(33) (1998) 17405-17411

Schulz Th et al.: Zur Bedeutung von genetischen Polymorphismen von Fremdstoff-metabolisierenden Enzymen in der Toxikologie. Stellungnahme der Beratungs-kommission der Sektion Toxikologie der Deutschen Gesellschaft für experimentelle und klinische Pharmakologie und Toxikologie (DGPT) Umweltmed Forsch Prax 7(4) (2002) 232-246

Su F et al.: Glutathione s-transferase pi indicates chemotherapy resis-tance in breast cancer. J Surg Res 113(1) (2003) 102-8

Sundberg A et al.: Immunohistochemical Localization of alpha and pi Class Glutathione Transferases in Normal Human Tissues. Pharmac Toxicol 72 (1993) 321-331

Thier R et al.: Markers of genetic susceptibility in human environmental hygiene and toxicology: the role of selected CYP, NAT and GST genes. Int J Hyg Environ Health 206(3) (2003) 149-71

Thier T et al.: Species differences in the glutathione transferase GSTT1-1 activity towards the model subtrat methyl chloride and di-chloromethane in liver and kidney. Arch Toxicol 72(10) (1998) 622-9

Trull A et al.: Serum Alpha Glutathione S-Transferase. A sensitive marker of hepato-cellular damage associated with acute liver allograft rejection. Transplantation 58(12) (1994) 1345-1351

Vaubourdolle M et al.: Plasma alpha-Glutathione S-Transferase Assessed as a Mar-ker of Liver Damage in Patients with Chronic Hepatitis C. Clin Chem 41(12) (1995)

1716-1719

Yoshiki Y et al.: Radioimmunoassay for Erythrocyte Acidic GSH S-Transferase. Acta Haemat 81 (1989) 56-57

Sachwortregister

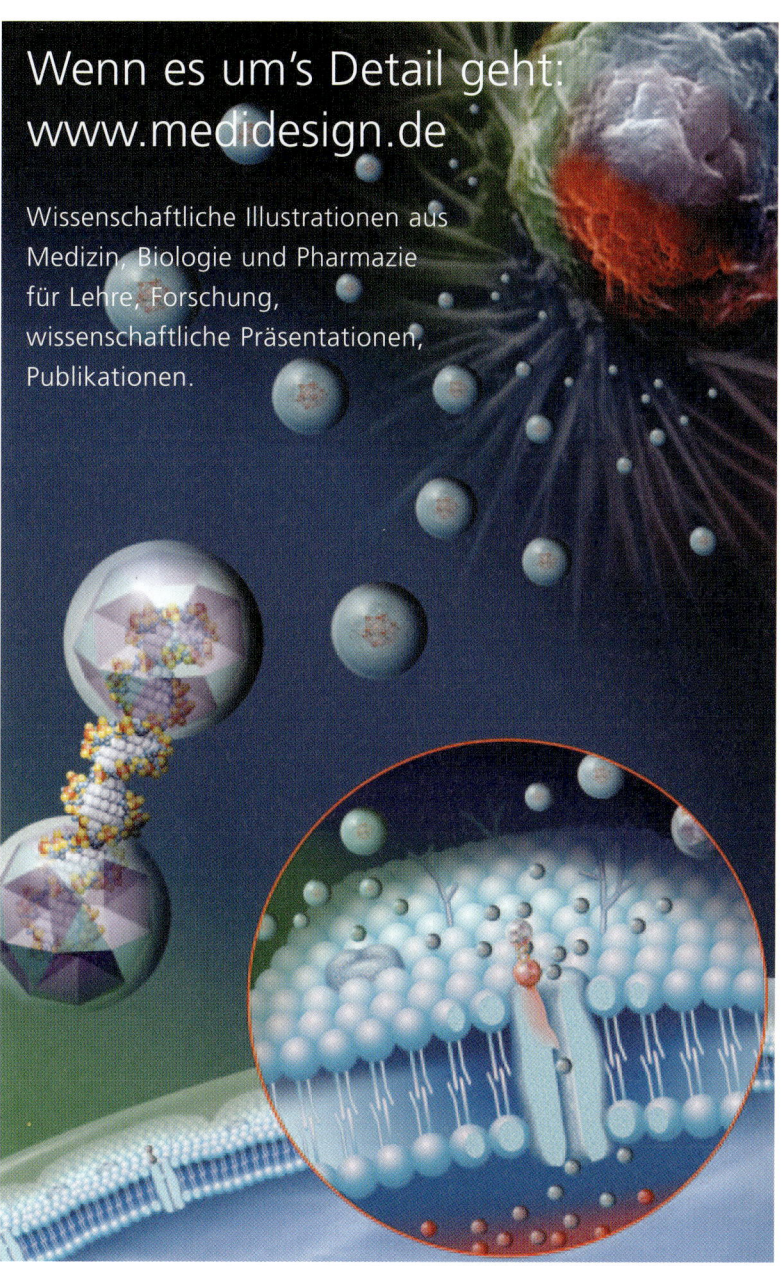

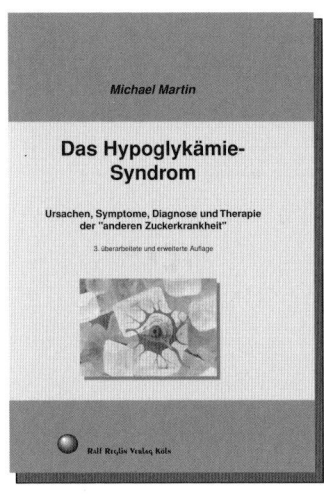

Michael Martin

Das Hypoglykämie-Syndrom

Ursachen, Symptome, Diagnose und Therapie
der anderen Zuckerkrankheit

3. überarbeitete und erweiterte Auflage

144 Seiten
10 Tab. 13 Abb.

ISBN 3-930620-31-6

EUR 15,50

Inhaltsverzeichnis

Ralf Reglin Verlag • Adamstr. 8 • 50996 Köln • T: 0221-3508648 • F: 0221-3508649
email: rreglin@aol.com • Internet: www.reglinverlag.de

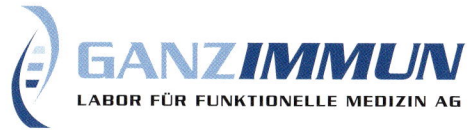

Labordiagnostik mit System

Prävention ist die beste Medizin und
Früherkennung ist die beste Therapie -
basierend auf diesem Leitsatz bieten
wir Ihnen ein umfangreiches
labordiagnostisches Leistungsspektrum
mit ausführlicher Befundinterpretation.

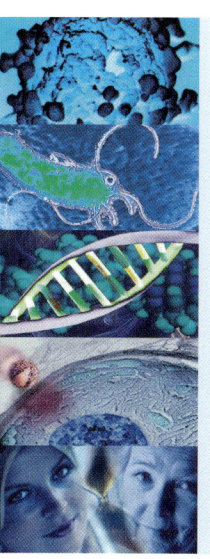

Allergiediagnostik

Funktionelle Stuhldiagnostik

Immunologie

Mikrobiologische Diagnostik

Mikronährstoff - Diagnostik

Präventivmedizin

Säure-Base - Diagnostik

Telefon 06131 7205 - 0
Telefax 06131 7205 - 100
www.ganzimmun.de
info@ganzimmun.de

GANZIMMUN
Labor für funktionelle Medizin AG
Hans-Böckler-Straße 109
55128 Mainz